U0365002

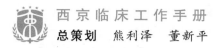

西京临床工作手册

**总策划** 熊利泽 董新平

# 西京血液内科
# 临床工作手册

| | |
|---|---|
| **主　　编** | 陈协群 |
| **副主编** | 白庆咸　梁　蓉　张　涛　杨　岚 |
| **编　　者** | （按姓氏拼音排序） |
| | 白庆咸　白燕妮　陈协群　董宝侠 |
| | 高广勋　顾宏涛　梁　蓉　舒汩汩 |
| | 杨　岚　张　涛　朱华锋 |
| **主编助理** | 顾宏涛 |

第四军医大学出版社·西安

图书在版编目（CIP）数据

西京血液内科临床工作手册/陈协群主编. —西安：第四军医大学出版社，2012.7
（西京临床工作手册）
ISBN 978 - 7 - 5662 - 0230 - 7

Ⅰ. ①西… Ⅱ. ①陈… Ⅲ. ①血液病 - 诊疗 - 手册 Ⅳ. ①R552 - 62

中国版本图书馆 CIP 数据核字（2012）第 152462 号

Xijing Xueye Neike Linchuang Gongzuo Shouce

# 西京血液内科临床工作手册

主　　编　陈协群
策划编辑　富　明
责任编辑　杨耀锦
出版发行　第四军医大学出版社
地　　址　西安市长乐西路 17 号（邮编：710032）
电　　话　029 - 84776765
传　　真　029 - 84776764
网　　址　http://press. fmmu. sn. cn
印　　刷　西安永惠印务有限公司
版　　次　2012 年 7 月第 1 版　2012 年 7 月第 1 次印刷
开　　本　889 × 1194　1/32
印　　张　5.75
字　　数　140 千字
书　　号　ISBN 978 - 7 - 5662 - 0230 - 7/R · 1068
定　　价　33.00 元

# 《西京临床工作手册》
# 编委会

| | | | |
|---|---|---|---|
| **总 策 划** | 熊利泽 | 董新平 | |
| **主 任 委 员** | 熊利泽 | | |
| **副主任委员** | 苏景宽 | 刘建中 | 李谨革 |
| **委 员** | 李晓康 | 罗正学 | 苑继承 | 尹 文 |
| | 王海昌 | 孙世仁 | 陈协群 | 吴开春 |
| | 姬秋和 | 李志奎 | 王晓明 | 窦科峰 |
| | 赵青川 | 王 岭 | 裴国献 | 胡大海 |
| | 郭树忠 | 易定华 | 袁建林 | 费 舟 |
| | 董海龙 | 李 锋 | 吴振彪 | 赵 钢 |
| | 王雨生 | 邱建华 | 陈必良 | 成胜权 |
| | 王 刚 | 刘文超 | 谭庆荣 | 牟 翔 |
| | 汪 静 | 周晓东 | 宦 怡 | 石 梅 |
| | 郝晓柯 | 穆士杰 | 文爱东 | 王 哲 |
| | 李 哲 | 李向东 | 冯秀亮 | 王 宇 |
| **学 术 秘 书** | 王敬博 | 金 鑫 | |

# 总　序

　　"往者不可谏，来者犹可追。"经过近年来的持续高速发展，西京医院全面建设已经处于高平台，进入爬坡期。面对辉煌成绩，我们不禁思考：医院发展的顶峰究竟在哪里？数量的发展何时是尽头？站在历史高点，按照什么样的发展思路保成果、续辉煌？如何走内涵发展道路，完成从数量到质量、从规模到效率、从基础到临床、从跟踪热点到自主创新，和从国内比拼到国际视野转变，推进临床战略转型？这一切都是摆在我们面前的主要问题。

　　质量是医院建设的永恒主题，规范诊疗则是医院可持续发展的动力源泉。中华名院的建设离不开名科、名人、名术、名品，这其中，首当其冲的就是学科建设。学科是医院建设的基本单元，是承载医院人才、技术、品牌和服务等核心要素的重要载体。学科好坏决定了医院能否可持续发展，能否继续保持荣誉。只有以国际视野定位，以世界标准衡量，开拓创新思维，注重自主创新，医院才能不断突破瓶颈，实现超越。

　　《西京临床工作手册》正是医院拓宽国际视野、加强内涵建设的创新性工作之一。2010年底，在全面推行《医院管理信息系统》和《临床安全合理用药决策支持系统》的基础上，《西京临床工作手册》的编写工作正式启动。此项工作面向全院管理部门、临床科室和辅助科室，旨在通过编写一套特色鲜明、涵盖面广、内容详实、操作性强的丛书，借以总结几十年医院临床工作经验，凝练学科方向，展现学科风采，使之成为医院临床工作指南和诊疗规范，并在此基础之上，逐步建立具有西京特色、可以在全国推广的"西京规范"和"西京路径"。

英文中"手册"有两种翻译，一是 manual；二是 handbook。前者侧重提供与"how"关联的内容，具有较强的操作指导性，后者侧重提供与"what"相关的知识、数据类信息。此套丛书兼具 manual 与 handbook 双重含义，由40余分册组成，每一分册涉及规章制度、处理原则、主要疾病治疗方案、护理常规、常用文书书写及国外相关疾病诊治指南和评分表等内容，不同专科具有各自的特点和特色，是各相关科室几代专家学者心血和智慧的结晶，是长期临床救治经验科学凝练和理性总结的成果，是医院临床工作与国际接轨的一次成功探索。

尽管编写人员付出了艰辛的努力，但由于编写时间紧，加之参编人员医教研任务十分繁重，疏漏与不足之处在所难免，需要在今后的医疗实践中不断修订、丰富和完善，亦恳请诸位读者不吝批评指正。

第四军医大学西京医院院长

# 前　言

　　近十年来，生命科学、生物技术与临床血液学的交汇融合，既有效推动了血液病转化医学研究，又直接催生了众多有关血液病诊断与治疗的新理论、新技术。如今的临床血液学在广度和深度上都发生了巨大变化，其主要内容处处体现着经典理论和最新知识概念的整合。面对如此庞大的知识体系，广大血液病医师和学生们在处理具体临床问题中，时常会感到相关知识的不足，或感到急需查实某些重要概念或标准。为此，我们编写了这本《西京血液内科临床工作手册》，希望能与国内外已有的相关书籍起到互补和共勉的作用，以满足广大临床血液学工作者和师生们的需求。

　　我们认为，一方面，这本临床手册必须与国际接轨，最新的重要内容不可忽视；另一方面，面对我国尤其是西部血液病患者的临床实际，必须突出西京医院的医疗特色。写出的临床工作手册力求实用性强，疾病特征、诊断标准及治疗方案简明扼要，易读、易懂、易记。例如，我们用了相当大的篇幅撰写了有关急（慢）性白血病、恶性淋巴瘤、多发性骨髓瘤、再生障碍性贫血以及特发性血小板减少性紫癜中国版诊治指南（共识）的基本要素；又如，许多章节都涵盖了临床血液学的最新研究成果，如 WHO 关于血液肿瘤分类与分子靶向治疗等。另外，我们力求在保持叙述式引文的前提下，删繁就简，既使本书跟上血液病研究进展，又不致篇幅过于庞大，以期本书成为备受广大读者青睐的袖珍式工具书。书成之后，我不敢妄言上述目的能够完全达到，摆出以上想法，只是略表作为主编的初衷。

编写组全体成员在完成此书时并没有一点轻松的感觉，而是怀着惶恐的心情等待此书与读者见面。临床血液学的发展日新月异，许多概念和内容不断地更新，编者深感自己知识与能力有限，直至交稿仍感本书在很多方面尚有不足和欠缺，甚至难免有错漏之处，敬请专家和读者指正。

陈协群

2012 年 4 月

# 目　录

# 科室发展简史

血液内科前身成立于 1957 年内科的血液病专业组，当时医生 5 名，床位 16 张。1978 年组建血液内分泌内科，1987 年正式成立血液内科。50 多年来，经过几代人的努力，学科规模和内涵均取得了长足的发展，1989 年被批准为硕士学位授权学科，1996 年被批准为博士学位授权学科，1998 年成为博士后流动站。现为陕西省优势医疗专科、国家临床药品研究基地（血液病专业组）、国家卫生部批准的非血缘造血干细胞采集、移植技术准入单位。学科现有床位 80 余张，并配有先进的造血干细胞移植病房和相关设施。就医患者多来自陕西、山西、河南、安徽、湖北、甘肃、青海、宁夏、内蒙古等。

血液内科先后为军内外培养 500 多名临床和骨髓实验室进修生、70 余名博士硕士研究生，他们中的大多数相继成为所在单位的医疗技术骨干或学术、学科带头人。学科学术氛围浓厚，多名中青年骨干先后赴加拿大多伦多大学、美国纽约大学和德克萨斯大学研修；多名教授先后承担多项国家级科研课题，发表 SCI 论文多篇，获军队及省部级成果一、二等奖多项。

血液内科特色技术为造血干细胞移植、血液肿瘤分子病理诊断与个体化治疗。近年尤其注重多发性骨髓瘤基础和临床研究（学科设骨髓瘤亚临床专业组），相继获国家自然科学基金、国家科技部支撑计划项目等资助的骨髓瘤相关课题多项，并在《Clinical Cancer Research》《Molecular

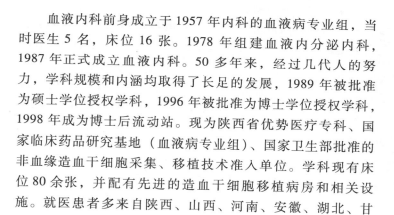

科室发展简史

Cancer Therapeutics》等国际知名杂志发表骨髓瘤研究相关论文多篇。血液内科现为《中国多发性骨髓瘤诊治指南》主要撰写单位之一、中华医学会血液学分会骨髓瘤专业组副组长单位、中华医学会血液学分会骨髓形态学工作组组长单位、中国抗癌协会血液肿瘤专业委员会常委单位、陕西省抗癌协会淋巴瘤/骨髓瘤专业委员会主任委员单位。

今日的血液内科，人才梯队合理、医疗特色鲜明、创新思维活跃，已成为闻名军内外的血液病医疗、教学、科研基地。

（陈协群）

# 第一章　实验室检查

## 骨髓穿刺术

### 一、适应证

1. 血液病的诊断、鉴别诊断（如不明原因的红细胞、白细胞、血小板数量增多或减少及形态学异常）和治疗随访。

2. 不明原因发热的诊断与鉴别诊断

败血症、脓毒症、某些传染性疾病需行骨髓细菌培养者、某些寄生虫病需骨髓涂片寻找原虫者。

3. 原因不明的肝、脾、淋巴结肿大。

4. 恶性肿瘤疑有骨髓转移者。

### 二、禁忌证

血友病患者禁做骨髓穿刺。

### 三、操作前医学评估

1. 患者的年龄、病情、意识状态、合作态度、对操作目的及方法的认知水平，患者的心理状态等。

2. 明确有无高血压、心脏病、血友病以及药物过敏史等，有严重心血管疾病的患者应慎重。

3. 血常规检查、血小板计数、凝血功能、肝肾功能、血糖及心电图（必要时）等。

4. 操作部位的组织状况（有无出血、炎症、瘢痕、硬结等）。

## 四、操作前准备

1. 人员准备

工作服整洁，无长指甲，洗手，戴口罩、帽子等。

2. 用物准备

（1）清洁盘，消毒骨髓穿刺包及一次性无菌手套，洁净玻片 6 ~ 8 张，推片一张，细菌培养瓶（按需要准备）。

（2）局部麻醉药品、碘酒、酒精以及棉签、胶布等。

3. 患者准备

（1）向患者及其家属说明检查目的、方法及主要不良反应，并于术前告知、签字。

（2）行骨髓穿刺前应少量进食以防低血糖。

4. 环境准备

骨髓穿刺术应在专用的操作间内进行，保证每日紫外线消毒一次。

## 五、操作步骤和要点

1. 体位

采用髂前上棘和胸骨穿刺时病人取仰卧位，采用髂后上棘穿刺时应取侧卧位。胸骨穿刺时肩背部垫枕使头尽量后仰，并转向左侧，以充分暴露胸骨上切迹。

2. 穿刺点定位

（1）髂后上棘　取骶椎两侧、臀部上方骨性突出部位。穿刺针的方向几与背部垂直，稍向外侧倾斜；或取髂骨上缘下 6 ~ 8cm 与脊椎旁开 2 ~ 4cm 之交点为穿刺点。

（2）髂前上棘　取髂前上棘后上方 1 ~ 2cm 处作为穿刺点，此处骨面较平，容易固定，操作方便安全。在成人最理想的是髂后上棘和髂前上棘。

（3）胸骨柄　取胸骨柄或胸骨体相当于第1、2肋间隙的位置作为穿刺点。

3．消毒

常规消毒，术者戴无菌手套，铺洞孔巾，检查穿针是否通畅。

4．局部麻醉

以2%利多卡因自皮肤表层逐层向下浸润麻醉直至骨膜。

5．固定穿刺针长度

将骨髓穿刺针固定器固定在适当长度上（髂骨穿刺约1.5cm，肥胖者可适当放长，胸骨柄穿刺约1.0cm）。

6．穿刺

术者以左手拇指及食指分别固定穿刺部位皮肤，右手持穿刺针于骨面垂直刺入（若为胸骨穿刺，则应保持针体与骨面成30°~40°角）。当穿刺针接触到骨质后，沿穿刺针的针体长轴左右旋转穿刺针，向前推进，缓缓刺入骨质，当感到穿刺阻力消失即落空感，且穿刺针已固定在骨内时（达骨膜后再进1~1.5cm），表示已进入骨髓腔。

7．抽取骨髓液

用干燥的20ml注射器，将内拴退出1cm，拔出骨髓穿刺针针芯，接上注射器，用适当力度缓慢抽吸，可见少量红色骨髓液进入注射器内，骨髓液抽吸量以0.1~0.2ml为宜。

8．涂片

取下注射器，将骨髓液迅速推入玻片上，由助手快速制作涂片5~6张。如需作骨髓培养，再接上注射器，抽吸骨髓液2~3ml注入培养液内。

9．加压固定

抽吸完毕，插入针芯，轻微转动拔出穿刺针，随将消毒纱布盖在针孔上，稍加按压1~2min，用胶布加压固定。

## 六、注意事项

1. 术前应做出、凝血时间检查。对有出血倾向的患者，操作时应特别注意；对血友病患者禁止作骨髓穿刺。

2. 注射器与穿刺针必须干燥，以免发生溶血。

3. 穿刺针头进入骨质后避免摆动过大，以免折断；胸骨穿刺不可用力过猛，以防穿透内侧骨板。

4. 抽吸液量如为作细胞形态学检查不宜过多，过多会使骨髓液稀释，影响有核细胞增生度、细胞计数及分类结果。

5. 骨髓液取出后应立即涂片，否则会很快发生凝固，使涂片失败。

（杨　岚）

# 血液病特殊检查适应证

## 一、骨髓细胞涂片

骨髓是人体的主要造血器官，其中的各系造血细胞的质和量直接反映了骨髓的生理和病理状态。骨髓细胞涂片检查亦称骨髓细胞形态学检查，包括外周血细胞形态学检查及骨髓细胞形态学检查两部分。

1. 诊断造血系统疾病

骨髓细胞学检查对多数造血系统肿瘤（如白血病、淋巴瘤、多发性骨髓瘤、骨髓增生异常综合征等）和其他多种血液病（如再生障碍性贫血、巨幼细胞性贫血、遗传性球形红细胞增多症、缺铁性贫血、免疫性血小板减少症等）的确诊具有重要作用。

2. 监测治疗反应

动态观察骨髓细胞学变化，有利于分析疗效和估计预后。

3. 诊断某些原虫感染或代谢性疾病

骨髓细胞学检查能够确定某些原虫感染（如疟疾、黑热病）和某些代谢性疾病（如戈谢〔Gaucher〕病、尼曼－匹克〔Niemann－Pick〕病等）。

因此，凡在临床上遇到以下病情之一者，应行骨髓细胞学检查：①原因不明的发热、恶病质；②原因不明的肝、脾、淋巴结肿大；③周围血出现幼稚细胞、可疑细胞以及血细胞的单项或多项原因不明的减少、增多时。

4. 证实骨髓中是否有异常细胞浸润，如恶性肿瘤骨髓转移、淋巴瘤骨髓侵润等。

## 二、骨髓活检

也称骨髓活体组织检查术或骨髓病理。由于取出的材料保持了完整的骨髓组织结构，因此能弥补骨髓穿刺细胞形态学检查的不足。不但能了解骨髓细胞的成分及原始细胞分布状况，而且能观察细胞形态，便于做出病理诊断。

1. 诊断造血系统疾病

检查适应证同骨髓涂片一样，尤其适用于骨髓涂片取材不满意的情况如骨髓纤维化，再生障碍性贫血等。

2. 治疗反应的监测

同骨髓涂片，且不受骨髓稀释的影响。

3. 证实骨髓中是否有异常细胞浸润，如恶性肿瘤骨髓转移、淋巴瘤骨髓侵润等，检出率显著高于骨髓涂片。

## 三、间期细胞荧光原位杂交（FISH）

1. FISH 技术可以在间期细胞检出易位、缺失等染色体异常。

可用于白血病、骨髓瘤、淋巴瘤及骨髓增生异常综合征 (MDS) 的诊断或预后分层。

2. 血液肿瘤中常见的异常染色体核型，见表 1 - 1。

表 1 - 1　血液肿瘤中常见的异常染色体核型

| 疾病名称 | 常见染色体畸变类型 |
|---|---|
| 多发性骨髓瘤 | del ( 17p )，del ( 13q )，t ( 11；14 )，t ( 4；14 )，t ( 14；16 )，t ( 14；20 ) |
| 慢性淋巴细胞白血病 | del ( 11q )，del ( 13q )，+ 12，del ( 17p )，t ( 11；14 )，t ( 14；18 )，del ( 7q ) |
| 慢性髓细胞白血病 | t ( 9；22 ) |
| 急性淋巴细胞白血病 | del ( 12p )，t ( 12p )，高超二倍体 ( >50 条染色体 )，t ( 10；14 )，t ( 14q11 - q13 )，t ( 12；21 )，t ( 1；19 )，abn ( 9p )，del ( 6q )，t ( 9；22 )，t ( 4；11 )，t ( 8；14 )，- 7，+ 8，abn ( 11q23 ) 低二倍体核型 |
| 急性髓细胞白血病 | t ( 8；21 )，inv ( 16 )，t ( 16；16 )，t ( 15；17 )，+ 8，- 5，- 7，5q-，7q-，inv ( 3 )，t ( 3；3 )，t ( 6；9 )，t ( 9；22 ) |
| 套细胞淋巴瘤 | t ( 11；14 ) |
| 骨髓增生异常综合征 | - Y，5q - ，20q - ，+ 8，染色体 7 异常，3 种或 3 种以上核型异常 |

## 四、流式细胞术 (FCM)

### 1. 原理

流式细胞术是一种利用荧光素标记的单克隆抗体对群体中的单细胞进行逐个分析和分选的检测手段，通过多色的标记可测定细胞膜表面、胞浆和核的抗原表达，确定目标细胞的谱系来源、百分比和这群细胞的成熟度等特征，可用于血液病的诊断，具有速度快、精度高、准确性好等优点。

2. 适应证

（1）血液肿瘤的免疫学分型。

（2）微小残留病检测（MRD）。

（3）干细胞计数。

（4）辅助诊断血小板疾病。

（5）阵发性睡眠性血红蛋白尿（PNH）诊断（检测 CD55、CD59 表达，确定 PNH 克隆）。

## 五、实时定量聚合酶链反应（RT－PCR）

RT－PCR 能检出某些血液肿瘤特异性融合基因或突变基因，临床可用于诊断：①急性早幼粒细胞白血病 PML/RARα 融合基因；②急性髓系白血病 AML1/ETO 融合基因；③慢性髓系白血病 BCR/ABL 融合基因；④骨髓增殖性肿瘤 JAK2 V617F 突变。

## 六、常规染色体核型分析

染色体核型分析是根据染色体的长度、着丝点位置、臂比、随体的有无等特征，借助染色体分带技术对某一生物的染色体进行分析、比较、排序、编号，检测染色体在形态结构或数量上的异常。染色体的异常改变是恶性血液病发生过程中的重要事件，更代表疾病的本质，因此研究特异性染色体的异常及其变化规律，对临床的诊断、分型治疗及预后判定均有重要参考价值。临床上主要用于血液肿瘤的诊断或辅助诊断。

## 七、细胞化学染色

1. 在细胞形态学基础上应用某些化学或生物化学技术，对血细胞内不同的化学成分、代谢产物等进行出定位、定性或半定量的技术，辅助白血病和缺铁性贫血的诊断和鉴别诊断。

2. 细胞化学染色种类包括

过氧化物酶染色（POX）、苏丹黑 B 染色（SBB）、中性粒细胞碱性磷酸酶染色（NAP）、酸性磷酸酶染色（ACP）、非特异性酯酶染色（NAE）、特异性酯酶染色（CE）、过碘酸席夫染色（糖原染色，PAS）、铁染色（HS）等。

3. 适应证

辅助诊断造血系统疾病，包括白血病、增生性贫血等。

## 八、抗人球蛋白试验（Coombs' 试验）

1. 用于检测针对红细胞的自身抗体

分为检测红细胞表面有无不完全抗体的直接抗人球蛋白试验（DAGT）和检测血清中有无不完全抗体的间接抗人球蛋白试验（IAGT），以前者最常用。直接试验应用抗人球蛋白试剂（抗 IgG 或抗 C3d）与红细胞表面的 IgG 分子结合，如红细胞表面存在自身抗体，则出现凝集反应。间接试验应用 Rh（D）阳性 O 型正常人红细胞与受检血清混合孵育，如血清中存在不完全抗体，红细胞致敏，再加入抗人球蛋白血清，可出现凝集。

2. 适应证

诊断自身免疫性溶血性贫血（AIHA）。

## 九、血小板相关抗体检测

1. 多数免疫性血小板减少症患者的血小板表面或血清，存在抗血小板糖蛋白（GP）复合物抗体（多为 IgG 或 IgM 型）。血小板相关抗体的检测是基于"抗原捕获"原理，即将特异的抗血小板膜糖蛋白单克隆抗体固定在固相支持物上，与病人血小板裂解物相互作用，从而使得抗原被"捕获"在固相支持物上，然后用合适标志的抗人免疫球蛋白加至该体系，通过放射免疫或 ELISA 方法检出相应的抗血小板抗体。

2. 适应证

辅助诊断免疫性血小板减少症。

## 十、高铁血红蛋白还原试验

高铁血红蛋白还原试验通过测定高铁血红蛋白的还原速度，间接反映红细胞内葡萄糖 – 6 – 磷酸脱氢酶（G6PD）的活性。主要用于葡萄糖 – 6 – 磷酸脱氢酶缺乏症（G6PD缺乏症）的诊断。

## 十一、异丙醇沉淀试验

不稳定血红蛋白在溶剂异丙醇中的稳定性下降，观察是否出现混浊，以判断是否存在不稳定血红蛋白。试验阳性见于不稳定血红蛋白病。

（朱华锋　张　涛）

第一章　实验室检查

# 第二章　特异性治疗

## 大剂量甲氨蝶呤治疗

### 一、作用机制

四氢叶酸是在体内合成嘌呤核苷酸和嘧啶脱氧核苷酸的重要辅酶，甲氨蝶呤（MTX）作为一种叶酸还原酶抑制剂，主要抑制二氢叶酸还原酶而使二氢叶酸不能还原成有生理活性的四氢叶酸，从而使嘌呤核苷酸和嘧啶核苷酸的生物合成过程中一碳基团的转移过程受阻，导致 DNA 的生物合成受到抑制。此外，本品也有对胸腺核苷酸合成酶的抑制作用，但抑制 RNA 与蛋白质合成的作用较弱。本品主要作用于细胞周期的 S 期，属细胞周期特异性药物，对 $G_1/S$ 期的细胞也有延缓作用，对 $G_1$ 期细胞的作用较弱。甲氨蝶呤作用于增殖活跃的肿瘤细胞及正常细胞，因此大剂量甲氨蝶呤应用时，必须应用甲酰四氢叶酸进行解救。甲酰四氢叶酸（叶酸）是四氢叶酸酯的衍生物，可与甲氨蝶呤竞争进入细胞内，这种"甲酰四氢叶酸解救"可在大剂量甲氨蝶呤应用时保护正常组织细胞免受损害。

### 二、适应证

在血液系统恶性肿瘤中，大剂量甲氨蝶呤单独应用于急性淋巴细胞白血病（ALL）的巩固治疗；或与其他化疗药物联合应用治疗高度侵袭性非霍奇金淋巴瘤。

### 三、用法用量及亚叶酸钙的解救

**1. 急性淋巴细胞白血病的巩固治疗**

MTX $3g/m^2$，24 小时静脉滴注。MTX 输注完 12 小时开始解救，亚叶酸钙用量每次 $30mg/m^2$，6 小时一次，解救至 MTX 浓度 $<0.1\mu mol/L$（若不能监测 MTX 浓度，则根据口腔黏膜损伤情况解救 6~8 次）。

若第 42 小时或 48 小时 MTX 浓度高于下述值，亚叶酸钙用量应进行调整（表 2-1）。

表 2-1　亚叶酸钙用量调整表

| MTX 浓度（$\mu mol/L$） | 亚叶酸钙（$mg/m^2$） |
|---|---|
| 1~2 | 30 |
| 1~3 | 45 |
| 1~4 | 60 |
| 1~5 | 75 |
| >5 | MTX 浓度×体重 |

**2. 高侵袭性淋巴瘤的治疗方案**

如 Hyper-CVAD/MTX-Ara-C，其中甲氨蝶呤 $200mg/m^2$，2 小时静滴，然后 $800mg/m^2$，22 小时静滴，第 1 天；亚叶酸钙 $50mg/m^2$，静滴，甲氨蝶呤结束后的 12 小时开始，每 6 小时一次，直到血甲氨蝶呤的浓度 $<0.05\mu mol/L$。

### 四、不良反应及注意事项

1. 胃肠道反应常是 MTX 的早期反应，可发生在用药几天内，在唇、齿龈、颊部表面部位产生溃疡，疼痛，继而出现腹痛、呕吐、腹泻。骨髓抑制主要为粒细胞减少，严重时全血细胞减少。MTX 的毒性除与剂量、用药持续时间有关外，尚与年龄有关。

2. 对于有感染、消化性溃疡、溃疡性结肠炎、体弱、年龄太小或年老的病人应慎用甲氨蝶呤。

3. 大剂量疗法不适用于肾功能受损，或有腹水或大量胸腔积液等液体潴留的病人。要密切监测肾功能和甲氨蝶呤血清水平以发现潜在的毒性，为防止酸性尿液条件下药物的肾脏蓄积，建议碱化尿液及增大尿量。

（白庆咸）

# 中或大剂量阿糖胞苷治疗

## 一、作用机制

阿糖胞苷是胞嘧啶与阿拉伯糖形成的糖苷化合物，是DNA 聚合酶的竞争性抑制剂，通过抑制细胞 DNA 的合成，干扰细胞的增殖。阿糖胞苷进入人体后经激酶磷酸化后转为阿糖胞苷三磷酸及阿糖胞苷二磷酸，前者能强有力地抑制 DNA 聚合酶的合成，后者能抑制二磷酸胞苷转变为二磷酸脱氧胞苷，从而抑制细胞 DNA 聚合及合成。本品为细胞周期特异性药物，对处于 S 期增殖期细胞的作用最敏感。据药理学研究，白血病细胞对标准剂量的阿糖胞苷耐药可能是减少阿糖胞苷进入细胞内，并增加转化阿糖胞苷的胞嘧啶/脱氧胞嘧啶脱氨酶的活性；大剂量阿糖胞苷可增加白血病细胞摄取阿糖胞苷和抑制脱氨酶活性，且可进入药理学"庇护所"（如脑、睾丸）等部位，从而提高治疗效果。

## 二、适应证

在血液系统恶性肿瘤中，中或大剂量阿糖胞苷单独或与其他化疗药物联合应用于急性白血病缓解后的巩固治疗，应用于治疗难治性或复发性急性白血病，还可以联合应用于治疗高度侵袭性非霍奇金淋巴瘤。

### 三、用法用量

中剂量是指阿糖胞苷的剂量为一次按体表面积 $0.5 \sim 1.0 \mathrm{g/m^2}$ 的方案，一般需静滴 $1 \sim 3$ 小时，2次/天，以 $2 \sim 6$ 天为一疗程；大剂量阿糖胞苷的剂量为按体表面积 $1 \sim 3 \mathrm{g/m^2}$ 的方案，静滴及疗程同中剂量方案。由于阿糖胞苷的不良反应随剂量增大而加重，有时反而限制其疗效，故现多倾向用中剂量方案。

1. 急性白血病的巩固治疗

阿糖胞苷（Ara – C）$1000 \sim 3000 \mathrm{mg/m^2}$，每 12 小时 1 次，第 $1 \sim 3$ 天。

2. 高侵袭性淋巴瘤的治疗方案

Hyper – CVAD/MTX – Ara – C，其中阿糖胞苷（Ara – C）$3000 \mathrm{mg/m^2}$（如病人超过 60 岁，用 $1000 \mathrm{mg/m^2}$），2 小时静滴，每 12 小时 1 次，共 4 次，第 $2 \sim 3$ 天。

### 四、不良反应及注意事项

1. 采用中剂量或大剂量的阿糖胞苷治疗时，少部分患者可能发生严重的胃肠道及神经系统不良反应，如胃肠道溃疡、胃肠囊样积气、坏死性结肠炎、周围神经病变、大脑或小脑功能障碍如性格改变、肌张力减退、癫痫、嗜睡、昏迷、定向力障碍、眼球震颤、语音失调、步态不稳；其他尚可发生出血性结膜炎、皮疹、脱发、脱皮、严重心肌病等。如出现上述各项严重的不良反应，应立即停用阿糖胞苷，应用肾上腺皮质激素可能减轻中剂量或大剂量阿糖胞苷的不良反应。

2. 阿糖胞苷静脉滴注可出现发热及阿糖胞苷性眼结合膜炎，可给予小剂量皮质激素口服或滴双眼。

3. 下列情况应慎用

骨髓抑制、白细胞及血小板显著减低者，肝肾功能不全，有胆道疾患者，有痛风病史，尿酸盐肾结石病史，近期接受过细胞毒药物或放射治疗。

（白庆咸）

# 鞘内注射治疗

鞘内注射化疗药物，是防治中枢神经系统白血病（CNS－L）的常用手段，主要用于急性淋巴细胞白血病的治疗。

## 一、用法用量

1. 二联鞘内药物注射

腰椎穿刺成功后，将注射用甲氨蝶呤 10 ~ 15mg、注射用地塞米松 2.5 ~ 5mg，溶于 10ml 0.9% 氯化钠注射液，用 20ml 注射器，缓慢向蛛网膜下腔推注。

2. 三联鞘内药物注射

将注射用甲氨蝶呤 10 ~ 15mg、注射用地塞米松 2.5 ~ 5mg，溶于 10ml 0.9% 氯化钠注射液，用 20ml 注射器，缓慢向蛛网膜下腔推注。之后，更换另一 20ml 注射器，将注射用阿糖胞苷 25 ~ 50mg，溶于 10ml 0.9% 氯化钠注射液，缓慢向蛛网膜下腔推注。

## 二、注意事项

1. 频次

预防 CNS－L，每周 1 次，共 6 次；治疗 CNS－L，通常每周 2 次，直至脑脊液中原始细胞消失，然后每周 1 次，共计 6 次。如超过每周 2 次，有发生化学性蛛网膜炎及神经系统损害的危险。

2. 剂量

预防性注射时，甲氨蝶呤剂量每次不超过 12.5mg；治疗性注射时，甲氨蝶呤剂量每次不超过 15mg，阿糖胞苷剂量每次不超过 50mg。否则，有发生神经系统损害毒副反应的风险。

3. 在操作中，连接注射器后，轻轻回吸以确保穿刺针位于蛛网膜下腔内。注射速度宜慢，整个过程不得短于 10 ~ 15min。注射过程中应多次回吸确保穿刺针始终位于蛛网膜下腔内，同时对注射器中的化疗药物进行稀释，减轻对蛛网膜的刺激。

4. 注药前放出脑脊液的量，要与注射入鞘内的液体量一致。

5. 注药前须经第二人核实将要注射的药品名称和剂量。药物必须现用现配，严格进行无菌操作。

6. 嘱咐患者严格遵守腰穿后注意事项，去枕平卧 6 小时。

# 抗人胸腺细胞免疫球蛋白治疗

## 一、作用原理

兔抗人胸腺细胞免疫球蛋白（ATG）是用人胸腺细胞免疫兔而获得的兔抗人胸腺细胞血清，经人红细胞及血小板吸附去除抗血小板抗体，并经层析提取 IgG 制成，是一种对 T 淋巴细胞和造血细胞具有多种作用的多克隆抗体。

ATG 可识别和结合人 T 淋巴细胞表面抗原，进而产生补体介导的细胞毒作用（CDC）和抗体依赖的细胞介导的细胞毒作用（ADCC），从而溶解 T 淋巴细胞，使体内 T 淋巴细胞耗竭，实现免疫抑制效应，解除 T 细胞对骨髓造血的抑制，缓解 T 细胞引起的免疫病理损伤。

## 二、临床用途

①治疗重型再生障碍性贫血；②预防和治疗移植物抗宿主病（GVHD）。

## 三、使用方法

1. 治疗重型再生障碍性贫血

兔源 ATG（即复宁）治疗剂量为 2.5 ~ 3.5mg/（kg·d）。需连用 5 天，每日静脉输注 12 ~ 18 小时。

先将单支 ATG 的 1/10 量（2.5mg）加入 100ml 生理盐水中静脉滴注 1 小时，行静脉试验，观察是否发生严重全身反应或过敏反应。若发生，则停止输注并及时抗过敏治疗，同时判定 ATG 静脉试验阳性，禁用 ATG；若静脉试验阴性则行正规 ATG 治疗。

2. 预防 GVHD

在异基因造血干细胞移植治疗中，于干细胞成分输注前使用。剂量为 2.5mg/（kg·d）。需连用 3 ~ 4 天。

3. 治疗耐激素性的 GVHD

对于皮质激素治疗无效的 GVHD，剂量为 2 ~ 5mg/（kg·d）。需连用 5 天。

## 四、超敏反应的处理

1. 急性期不良反应

包括超敏反应、发热、僵直、皮疹、高血压或低血压及液体潴留。患者床旁应备气管切开包、肾上腺素。每日用 ATG 前 30 分钟，使用抗组胺药物，如苯海拉明或盐酸异丙嗪，提前和同步于 ATG 应用肾上腺糖皮质激素预防过敏反应。每日激素总量为泼尼松龙 1mg/（kg·d），换算为甲基泼尼松龙，经另一静脉通道与 ATG 同步输注。

2. 血清病反应

关节痛、肌痛、皮疹、发热一般出现在 ATG 治疗后的 1周左右，因此激素应足量用至 15 天，之后减量，以预防血清病，一般 2 周后减完（总疗程 4 周）。发生血清病者则静脉应用皮质激素冲击治疗，每日总量为泼尼松 1mg/（kg·d），换算甲基泼尼松龙，根据患者情况调整用量和疗程。

（张　涛）

# 抗 CD20 单抗治疗

## 一、作用机制

利妥昔单抗（商品名：美罗华）是一种人鼠嵌合性单克隆抗体，能特异性地与跨膜抗原 CD20 结合。CD20 表达于前 B 和成熟 B 淋巴细胞的表面，而造血干细胞、前 B 细胞、正常浆细胞或其他正常组织不表达 CD20。95% 以上的 B 细胞性非霍奇金淋巴瘤瘤细胞表达 CD20。

美罗华与 B 细胞上的 CD20 抗原结合后，启动介导 B 细胞溶解的免疫应答效应，可能机制包括：补体依赖的细胞毒作用（CDC）、抗体依赖细胞介导的细胞毒作用（AD-CC），从而杀伤血循环中和组织器官中的 CD20 阳性 B 细胞，达到免疫抑制效应或治疗 CD20 阳性 B 淋巴细胞肿瘤的效应。此外，美罗华可以使耐药的人 B 淋巴瘤细胞对化疗药物作用的敏感性增强。

## 二、临床用途

1. CD20 阳性 B 细胞淋巴瘤。
2. 慢性淋巴细胞白血病。
3. Waldenstrom 巨球蛋白血症。

4. 难治性免疫性血小板减少症（ITP）。

5. 难治性自身免疫性溶血性贫血（AIHA）。

## 三、使用方法

1. 治疗 B 细胞肿瘤

推荐剂量为 $375mg/m^2$，静脉滴注，与化疗方案联合使用，每 21 天一个周期，可使用 4 ~ 8 个周期。每个化疗周期的第 1 天使用，化疗的其他组分应在利妥昔单抗应用后使用。

用 0.9% 生理盐水或 5% 葡萄糖溶液将利妥昔单抗稀释为 1mg/ml。

初次滴注：推荐起始滴注速度为 50mg/h；最初 60 分钟过后，可每 30 分钟增加 50mg/h，直至最大速度 400 mg/h。以后的滴注：开始速度可为 100mg/h，每 30 分钟增加 100mg/h，直至最大速度 400mg/h。

2. 治疗难治性 ITP 和 AIHA

（1）标准剂量治疗　$375mg/m^2$，静脉滴注，每周 1 次，连用 4 周。滴注方法同上。

（2）小剂量治疗　每次 100mg，静脉滴注，每周 1 次，连用 4 周。滴注方法同上。

## 四、不良反应的预防和处理

1. 主要的不良反应是输注相关综合征，包括低血压、发热、畏寒、寒战、荨麻疹、支气管痉挛、舌或喉部肿胀感（血管性水肿）、恶心、疲劳、头痛、瘙痒、呼吸困难、鼻炎、呕吐、颜面潮红和病变部位疼痛等，可能为细胞因子和（或）其他化学介质的释放引起的过敏反应。通常出现在利妥昔单抗输注开始后的 30 ~ 120 分钟之内，某些病例还可能发生肿瘤溶解综合征。

2. 利妥昔单抗的治疗应在具有完备复苏设备的病区内进行，对出现呼吸系统症状或低血压的患者至少监护 24

小时。

3. 每次滴注利妥昔单抗前 30～60 分钟，应预先使用对乙酰氨基酚和抗组胺药（如苯海拉明或盐酸异丙嗪），预防过敏反应。如果所使用的治疗方案中不包括皮质激素，那么还应该预先使用皮质激素。

4. 发生利妥昔单抗相关的超敏反应时，应当立即使用肾上腺素、抗组胺药和糖皮质激素进行治疗。

5. 对于有肿瘤溶解综合征风险的病例，如巨块型淋巴瘤、套细胞淋巴瘤，治疗前应充分进行补液、水化和碱化尿液，使用别嘌呤醇，必要时使用利尿剂。

（张　涛）

# 第三章 造血干细胞移植

## 层流室护理

空气层流洁净室（LAFR）是造血干细胞移植患者、骨髓抑制期患者、各种原因导致粒细胞缺乏患者在免疫功能低下时预防感染实施全环境保护的主要装置，其基本结构为高效过滤器，有效清除 99.97% 以上的直径大于 $0.3\mu m$ 的尘粒和细菌，从而使患者处于无菌的生活空间。

### 一、入层流室前的护理

1. 环境准备

（1）检查新风入口、粗效、中效、高效过滤器有无灰尘、堵塞，及时清理。

（2）检查层流系统新风机组及恒温恒湿机组运行是否正常。

（3）按照洁净区域等级由里向外用清水擦洗。

（4）消毒液相同方法擦洗第 2 遍。

（5）各室物品摆放到相应位置。

（6）气溶胶密闭消毒。

2. 物品准备

（1）需高压消毒的物品　进仓包、外仓包、床单位包、治疗包、被服包。

（2）环氧乙烷消毒物品　血压表、听诊器、喷雾器、病人使用物品等。

（3）须钴-60照射（2000cGy）　各种口服药、外用药等。

## 二、入层流室后护理

1. 无菌环境的保持

（1）封仓消毒后空气层流洁净室需做空气及物品细菌培养，培养合格后方可启用。

（2）护士要定时观察层流洁净室机组运转情况，发现异常及时报告主任、护士长及专业维修人员。

（3）所有入室的物品、用品、食品根据不同类别与性质经过严格消毒后方可进入室内。

（4）所有入室的物品、用品每日消毒液擦拭一次，紫外线照射每日2次，气溶胶喷雾消毒每周2次。

（5）严格遵守工作人员出入原则　换鞋→淋浴→更换手术衣→涮手→泡手→换鞋→过渡间（治疗室）→换鞋→泡手→更换外仓手术衣、戴手套、脚套→更换内仓手术衣→入内仓。

（6）严格遵守物品传入传出的原则与方法　①高压灭菌物品：去掉第一层包布传入治疗室，去掉第二层包布递入内仓。②病人及工作人员的废弃物：直接放入消毒后一次性塑料袋内，兜起拿到出口。环氧乙烷消毒物品去掉第一层包装传入治疗室，去掉第二层包装递入内仓。③浸泡消毒物品：经500mg/L含氯消毒剂浸泡30分钟，传入外仓，再用500mg/L含氯制剂浸泡30分钟传入内仓。④食物传入：食物经微波炉加热5~7分钟，戴无菌手套用无菌盘传入治疗室，换灭菌治疗盘传入外仓，再传入内仓。⑤口服药品：钴-60照射后去掉第一层包布传入外仓，去掉第二层包布传入内仓。⑥便器传入：经1000mg/L含氯制剂浸泡30分钟，用无菌包布传入内仓。⑦拖鞋每日用500mg/L洗必泰液浸泡30分钟。

（7）微生物学监测 ①入室前作尿、便、痰、咽拭子，肛周培养；②入室后 1 周内，病人体表、物体表面细菌培养 1 次；③空气细菌培养每月 1 次；④紫外线照射每日 2 次，每次 1 小时；⑤紫外线强度监测 6 个月一次；⑥消毒液浓度监测每日 1 次；⑦工作人员手培养每月一次。

2. 患者的无菌护理

（1）深静脉置管定期进行伤口换药。

（2）连续输液 24 小时更换输液器一次。

（3）输液瓶应置于洁净室上风向一公尺内空气最洁净处。

（4）眼药水点眼，每天 4 次。

（5）消毒液擦拭鼻腔、外耳道，每天 4 次。

（6）每餐后消毒液漱口 1 次，坐浴每日 1 次，便后随时坐浴。

（白燕妮）

# 移植术前准备

## 一、原发疾病再次确认及疾病状态评估

1. 复习既往诊断依据。

2. 血常规，网织红细胞，血沉。

3. 凝血功能筛查。

4. 骨髓形态学检查（细胞遗传学根据具体病种而定），骨髓活检。

## 二、重要脏器功能评估

1. 肝、肾功能检查。

2. 血糖、血脂，钾、钙等离子检查。

3. 胸部 CT，肺功能。

4. 心电图，心脏 B 超。

### 三、病毒学检查

1. 肝炎病毒系列。

2. CMV 及 EB 病毒。

3. 输血前检查四项（包括 HIV 筛查）。

### 四、潜在感染灶的检查及清除（如龋齿、鼻窦炎）

（顾宏涛　白庆咸）

# 移植适应证

异基因及自体造血干细胞移植作为一种有效的巩固治疗手段，已广泛应用于恶性血液病的治疗，可明显提高部分难治性血液病的疗效，也是一些恶性血液病的唯一根治办法。异基因造血干细胞移植的主要原理是利用供者造血干细胞具有的自我更新及多向分化潜能，重建造血及免疫系统，通过过继性免疫效应发挥移植物抗白血病或移植物抗肿瘤作用，从而达到免疫清除残留恶性细胞之目的。自体造血干细胞移植本质上是自体造血干细胞支持下的大剂量放、化疗，大剂量放、化疗前行自体造血干细胞的分离、冻存，将自体造血干细胞体外庇护。然后给予大剂量放、化疗，待药物半衰期过后再回输储存的自体造血干细胞以恢复自体造血及免疫。

### 一、急性白血病

20 世纪 80 年代以后异基因造血干细胞移植的受者 70% 以上为白血病患者，急性白血病占 30%～50%，异基

第三章　造血干细胞移植

因造血干细胞移植虽有一定的移植相关死亡，但由于移植后白血病复发率减低，因此，患者总的无病生存率仍高于化疗。大多数学者认为异基因造血干细胞移植为根治高危及难治性急性白血病的首选治疗。急性早幼粒细胞白血病（APL）等具有重现染色体异常的急性髓系白血病患者及低危儿童急性淋巴细胞白血病，由于常规化疗可取得良好效果，异基因造血干细胞移植仅作为复发后的二线治疗手段。

## 二、慢性髓细胞白血病

异基因造血干细胞移植曾经是唯一能根治慢性髓细胞白血病（CML）的治疗方法。移植时机以慢性期疗效最佳，无病生存可达 50% ~90%，加速期或急变期进行移植者无病生存率 10% ~30%。由于近年一代及二代酪氨酸激酶抑制剂——甲磺酸伊马替尼及尼洛替尼应用于临床所取得的良好疗效，已动摇了异基因造血干细胞移植在 CML 治疗中的一线地位，国外及国内指南已将酪氨酸激酶抑制剂列为一线推荐方案。对于进展期患者，酪氨酸激酶抑制剂治疗达缓解后仍推荐异基因造血干细胞移植，以达根治目的。对不能耐受酪氨酸激酶抑制剂治疗或患者有强烈移植意愿，仍可考虑异基因造血干细胞移植。

## 三、恶性淋巴瘤

异基因造血干细胞移植虽降低了淋巴瘤术后复发率，但移植相关死亡率较高，因此总的无病生存与自体造血干细胞移植无明显差别。目前，倾向于对难治性或复发病例采用异基因移植。对于Ⅲ~Ⅳ期患者联合化疗方案达 CR，自体外周血干细胞移植可作为巩固治疗。对于复发的恶性淋巴瘤患者，若对二线化疗方案敏感，仍可考虑自体外周血干细胞移植作为巩固治疗。

### 四、骨髓增生异常综合征

由于骨髓增生异常综合征（MDS）疾病类型及预后的差异，异基因造血干细胞移植仅适用于具有复杂染色体核型异常、骨髓中幼稚细胞比例高、预期生存期短的中高危年轻患者。

### 五、多发性骨髓瘤

多发性骨髓瘤（MM）发病年龄一般多为 50 岁以上，常规异基因造血干细胞移植相关死亡高。目前对可耐受移植的 MM 患者，优先选择自体外周血干细胞移植进行治疗。若病情仍进展，对年轻或小于 60 岁的患者可谨慎考虑清髓性或非清髓性异基因造血干细胞移植。

### 六、非肿瘤性血液病

重症再生障碍性贫血为非肿瘤性血液病中接受异基因造血干细胞移植最多的病种，对于小于 40 岁的年轻重症患者，异基因造血干细胞移植尤其是同基因移植无疑为最佳治疗选择。

（白庆咸）

# 移植的预处理方案

### 一、常用预处理方案

预处理指患者在造血干细胞移植前须接受的超大剂量放、化疗。其目的有三：①清除体内残存的恶性细胞或骨髓中的异常细胞群。②抑制机体免疫功能，使受者对植入的造血细胞不发生排斥反应。③腾空受者骨髓，为回输的

第三章 造血干细胞移植

造血干细胞提供生长空间。根据患者的疾病类型、病期及造血干细胞来源的差异，采用的预处理方案有所不同。目前根据预处理方案是否含放疗，可将预处理方案分为两类。

1. 含全身放疗的预处理方案

目前异体造血干细胞移植应用的经典预处理方案之一为含全身放疗（TBI）联合环磷酰胺（Cy）的经典方案，即 CyTBI 方案，Cy 60mg/kg×2d，TBI 剂量依一次或分次照射有所不同。根据患者原发病及移植时疾病状态，尚可在 CyTBI 方案基础上加用阿糖胞苷 $3g/m^2 \times$（2~3）次或 VP16 40~60mg/kg。

放疗是较常用的预处理方法之一，它是用放疗机（钴-60或直线加速器）对全身进行照射，以杀伤白血病细胞及抑制受者免疫系统，为健康造血干细胞的植活创造有利环境。

在 TBI 的时间安排方面，传统的方法是先化疗，但亦有人主张先放疗后化疗。近年来，许多单位推荐分次 TBI（FrTBI）代替单次连续 TBI，分 1~3 次完成，分次可提高总照射剂量，剂量率 5~6cGy/min，且有患者易于保持体位、剂量误差小、每次照射时间短等优点。

照射方法：射线束呈水平入射，病人可采取仰卧、侧卧或仰侧卧结合，使用一对或几对对穿照射野照射病人。TBI 使用医用电子直线加速器产生的 6~10mvx 射线或钴-60 γ射线。放射源到病人身体表面的距离越远则获得的照射范围就越大，因此要有足够大的治疗室，一般照射野的对角线要求在160~220cm之间。由于 X（γ）射线易被吸收造成病人表面受照剂量很低，就需要在入射方向上，紧靠病人身体表面放置一块有一定厚度的有机玻璃散射屏，以提高皮肤表面剂量。放射性肺炎的发生与肺部受照剂量和剂量率有关，尤其是病人采取侧卧位射线分别从前后两个方向入射，所有 TBI 必须屏肺。肺部剂量可通过使用铅皮或低熔点铅（由铅、锡、铋、镉四种金属材料按一定比例熔化构成的合金，其熔点仅 70°）按具体病人肺部形状制成一定厚度的挡铅，并使用高强度双面胶带将其粘贴固定在有机玻璃散射屏上，以屏蔽和控制肺的部分受照剂量，或者用自身屏蔽的方法，即两臂在胸前交叉以双手来屏蔽肺的部分受照剂量（前野）。肺照射剂量 7.0Gy。

总之，TBI 是放疗中一项较为复杂和重要的工作，无论使用哪种照射方法，都要考虑医院具备的条件，即 TBI 最大的射野尺寸、剂量率的大小和各种监测手段。需要 TBI 做预处理时，要有固定协作关系的放射治疗科，能够实施分次或者单次全身放射治疗，能够实施放射剂量测量。

2. 不含 TBI 的预处理方案

由于方案组成中不含 TBI，因而避免了 TBI 的副作用，如继发肿瘤发生率高、白内障、性功能障碍、儿童生长发育迟缓等，且免去了 TBI 所需的专门设备，此类预处理方案特别适合儿童或已接受过中枢神经或纵隔放射治疗的患者。异体造血干细胞移植中最经典亦是应用最广泛的不含 TBI 预处理方案为 BUCY 方案（表 3 - 1）。

表 3 - 1　造血干细胞移植前非 TBI 预处理方案

| 方案 | 药物 | 总剂量 | 移植类型 |
|------|------|--------|----------|
| BUCY | 马利兰<br>环磷酰胺 | 14 ~ 16mg/kg<br>120mg/kg | Allo |
| 改良<br>BUCY | 马利兰<br>环磷酰胺 | 12mg/kg<br>120mg/kg | Allo |
| FB | 氟达拉滨<br>马利兰 | $30mg/(m^2 \cdot d) \times 4d$<br>$3.2mg/(m^2/d) \times 4d$ | Allo |
| 减低剂量<br>FB | 氟达拉滨<br>马利兰 | $30mg/(m^2 \cdot d) \times 4d$<br>$3.2mg/(m^2 \cdot d) \times 2d$ | |
| FM | 氟达拉滨<br>马法兰 | $30mg/(m^2 \cdot d) \times 4d$<br>$140 ~ 180mg/m^2$ | Allo |

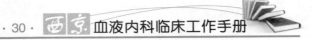

续　表

| 方案 | 药物 | 总剂量 | 移植类型 |
|------|------|--------|----------|
| BCV | 卡氮芥<br>环磷酰胺<br>VP16 | $300 \sim 600 \mathrm{mg/m^2}$<br>$6 \sim 7 \mathrm{g/m^2}$<br>$600 \sim 2400 \mathrm{mg/m^2}$ | Allo/Auto |
| BEAM | BCNU<br>VP16<br>阿糖胞苷<br>马法兰 | $300 \mathrm{mg/m^2}$<br>$400 \sim 800 \mathrm{mg/m^2}$<br>$800 \sim 1600 \mathrm{mg/m^2}$<br>$140 \mathrm{mg/m^2}$ | Auto |
| M140/M200 | 马法兰 | $140 \sim 200 \mathrm{mg/m^2}$ | Auto |

Allo：异体移植；Auto：自体；CY：环磷酰胺；BCNU：卡莫司汀

## 二、预处理期间注意事项

放疗尤其是照射后最初 2 小时，可引起恶心、呕吐、腮腺肿胀、发热、腹泻等反应，恶心、呕吐一般在放疗后 1 周缓解，在此期间饮食宜清淡，不宜油腻。腮腺肿胀一般在放疗后 72 小时缓解。照射后 1 周会出现腹泻，若量不多可观察，适量补液。

马利兰口服时数量多，应严格按时按量给药，服药时间避开进餐时间，以免引起呕吐。需按规定补服，确保准确的量，并严密观察患者反应、生命体征和意识状态，有无眩晕、心悸、肢体麻木、抽动等先兆，仔细听取患者主诉，及早发现异常，给予相应的处理，可控制癫痫的发作。给予预防癫痫发作的药物。严重眩晕时指导患者闭眼卧床休息，做好各项生活护理，协助床上大小便。

在输注环磷酰胺时，在用药前后给予大量补液，$3000 \mathrm{ml/m^2}$ 并于 24 小时匀速输入，按时应用美司那解救、水化和碱化尿液，预防出血性膀胱炎。

（梁　蓉　白庆咸）

# 外周血干细胞动员和采集

## 一、外周血干细胞动员的基本原理

外周血干细胞移植与骨髓移植比较，具有造血及免疫功能重建较快、来源方便、痛苦小等优点，但外周血的多能造血干细胞及祖细胞只有骨髓的 1% ~ 3%。为了采集足够数量的外周血干细胞，需要应用造血干细胞动员剂如 G – CSF，通过降低骨髓中造血干细胞与骨髓基质的黏附，使造血干细胞进入外周血中，再利用血细胞分离机采集 1 ~ 2次，获取足够数量的单个核细胞数以确保植入。

## 二、自体外周血干细胞动员方案

1. 非霍奇金淋巴瘤（NHL）患者自体动员方案

ESHAP 方案化疗后 7 ~ 10 天，给予 CTX 2 ~ 3g/m² 静脉输注。待白细胞降至最低，给予 G – CSF 5μg/（kg · d），皮下注射 3 ~ 5 天。采集条件：①外周血 CD34⁺细胞 > 15 × 10⁶/L；②白细胞 > 10 × 10⁹/L。

2. 多发性骨髓瘤患者自体动员方案

PAD 或 TAD 方案化疗后 7 ~ 10 天，CTX 2 ~ 3g/m²，分 2 天静脉输注。待白细胞降至最低，给予 G – CSF 5 ~ 10μg/（kg · d），皮下注射 3 ~ 5 天。采集条件同前。

## 三、异基因造血干细胞移植供者动员方案

G – CSF 5 ~ 10μg/（kg · d），皮下注射 4 ~ 5 天。采集条件：①白细胞升至 20 × 10⁶/L 左右；②外周血 CD34⁺细胞 > 15 × 10⁶/L。

## 四、采集产量评估

常用指标有单个核细胞（MNC）数、CD34⁺细胞数，

第三章 造血干细胞移植

造血集落形成单位测定,如 CFU - GM,用每千克受者体重输入细胞的数量来表达。目标剂量即植入的最低阈值为 $2 \times 10^8$/kg MNC,或者 $2 \times 10^6$/kg CD34$^+$细胞。

(顾宏涛　白庆咸)

# 外周血干细胞低温冻存与回输

## 一、冻存原理

采集的干细胞在 4℃可保存 72 小时,若需更长时间保存则需置于 -80℃冰箱中。造血干细胞悬液直接置于低温下(0℃以下),细胞内外的水分都会结冰形成冰晶,会造成细胞膜和细胞器的破坏而引起造血干细胞死亡。但是如果加入冷冻保护剂二甲亚砜(DMSO),可与溶液中的水分子结合,从而降低冰点,减少冰晶的形成,使造血干细胞免受冰晶损伤,得以在超低温条件下长时间保存。

## 二、外周血干细胞冻存

采集结束后将造血干细胞悬液在冰浴中与细胞冻存液混匀(与日本生产的 CP - 1 以 1:1;与我院自配冻存液 1:2),每 100ml 分装在冻存袋中,覆以有机玻璃板间,并用纱布包扎,置于 -80℃冰箱中。

## 三、冻存外周血干细胞的解冻及回输

1. 回输前 30 分钟,保证水浴加满并加热至 37℃ ~40℃。

2. 确认水温在 37℃ ~40℃,戴保护性的手套用钳子从 -80℃冰箱中取出 1 袋细胞,确认患者信息正确无误后放在操作台上,小心去除袋子外面的封套,放在水浴中轻柔振荡 1 分钟,冷藏剂对细胞有毒性,所以应快速溶解后直接输注。

3. 从水浴中取出细胞袋，确认患者身份号码和医嘱，如果正确则连接输液器。

4. 用含小颗粒聚集物过滤器的输血器回输，禁用其他过滤器，在细胞解冻前首先输注 500ml 盐水，保持好的输液速度。

5. 回输前检查患者主要生命体征，给予肌注 25mg 非那根及静注地塞米松 5mg，预防冻存液中的白蛋白及二甲亚砜的过敏反应。

6. 细胞应尽快回输，每袋含有 100～150ml 采集物，如输液通畅，15 分钟输注完毕。

7. 应每间隔 15 分钟观察患者。如果患者有腹痛、恶心或虚弱，减慢输液速度。如果症状持续或患者有胸痛和哮喘，停止输入，可能需要吸氧和雾化吸入沙丁胺醇。过敏反应很少发生。输注结束后由于冻存的红细胞破坏可能出现血红蛋白尿，嘱其多饮水，严重时水化、碱化治疗。

### 四、特殊注意事项

1. 如果冻存袋有渗出或裂纹，采集物不能回输，因为采集物不是无菌的。

2. 急性过敏非常少见，但在病房内需准备好肾上腺素（1ml，1:1000），必要时给予皮下注射或肌注。

（顾宏涛　白庆咸）

# 异基因造血干细胞移植的主要并发症

## 一、移植物抗宿主病

移植物抗宿主病（GVHD）是骨髓或外周血等造血干细胞移植后，由于供受体之间存在免疫遗传学差异，植入的骨髓或外周血中的免疫活性细胞（主要是T细胞）被受体抗原致敏而增殖分化，然后直接或间接地攻击受体细胞，使受体产生的一种全身性疾病。

GVHD是移植后的一个极为重要的合并症，是影响造血干细胞移植疗效和造成死亡的主要原因。人类白细胞抗原（HLA）相合的同胞做供体，GVHD的发生率一般在50%左右；由父母供髓的HLA单倍体相合的移植，GVHD发生率70%～90%。

供受体之间的免疫遗传学差异是引起GVHD的主要原因，T细胞是引起移植物抗宿主病的主要效应细胞，异体活化的T细胞与宿主靶细胞的同源抗原相互作用，一方面通过穿孔素和酶的释放产生直接细胞毒作用，另一方面间接在Th1、Th2、NK细胞、巨噬细胞交互作用下，释放大量细胞因子形成细胞因子风暴，还可以通过异体T细胞攻击宿主组织的抗原提呈细胞而产生过路效应导致组织损伤。而近年来有国内外文献报道，B细胞在GVHD的发生发展中亦有一定的作用。供受体之间HLA相配情况对GVHD的发生有重要的影响，而供受者的性别、年龄、ABO血型的差异及感染等因素对GVHD的发生也有一定影响。

移植物抗宿主病是一种免疫反应性异常的全身性疾病，以皮肤、肠和肝脏等靶器官受损引起的一系列症状和变化为主要临床表现，临床表现较为复杂。根据发病时间、急缓程度和临床特点，GVHD可分为急性和慢性两种。急性GVHD一般发生在HLA相合造血干细胞移植后100天以内，发生率为35%～70%，其临床征象可从轻度自限性无需治疗到严重致死性病情，在HLA不全相合的造血干细胞移植，GVHD发生率增高、发生时间提早、程度加重。慢性GVHD一般发生在造血干细胞移植100天以后，发生率为25%～45%，大多由急性GVHD经治疗转变而来，也可直接发生，病情进展较缓慢。

## （一）急性移植物抗宿主病（aGVHD）的临床表现

### 1. 皮肤损害

皮肤损害通常是 aGVHD 最早出现的症状，一般在外周血象有所恢复后，移植后 1 周至 2 个月内（中位天数 19 天）发生。表现在手、脚心、面颊部及四肢出现略高于皮肤的红斑和斑丘疹，色泽暗红或呈紫色，可伴有瘙痒或疼痛，伴或不伴发热及流感样症状。在严重病例，皮肤红斑和斑丘疹可很快发展至全身大部分皮肤，部分融合成片，有时出现水疱和皮肤剥脱（表皮坏死）。超急性 GVHD 可伴发热，全身广泛性皮疹，移植后 7 ~ 14 天即发展为皮肤剥脱。黏膜损害也是 aGVHD 常出现的临床表现，aGVHD 病人可发生口腔或舌黏膜局部潮红，有时可见局部黏膜剥脱。

### 2. 肠道损害

肠道 aGVHD 多在移植后数周内出现，少数可在 30 天后出现。在大剂量射线照射和环磷酰胺预处理后，病人多发生食欲减退、恶心、呕吐、腹泻等胃肠道征兆，此为照射和化疗的副作用，一般在 1 ~ 2 周内消失，此时造血功能尚未重建，故与 aGVHD 无关。当移植的造血干细胞植活后，外周血细胞有所恢复时，再度出现厌食、恶心、呕吐、腹部痉挛性疼痛和腹泻等症状时，则可能是 aGVHD 的肠道损害的临床表现。恶心和呕吐的轻重与 aGVHD 的程度有关，轻者仅数次呕吐，呕吐物多为胃内容物或白色黏液；重时可反复呕吐，呕吐物含胆汁或血性物，每天呕吐量可达数百毫升。腹泻可为稀便、黄绿色水性黏液便或血水便，有时可混合有脱落的细胞，常伴有腹痛，严重病例每天腹泻量可达 1500 ~ 2000ml，有时可合并肠梗阻。

### 3. 肝脏损害

除皮肤外，肝脏是另一个 aGVHD 最易损害的脏器。轻者可不出现症状，重者常有肝区不适或疼痛、肝脏肿大、黄疸等表现。肝功能障碍是 aGVHD 肝损害的主要表现，化验检查可出现 SGPT、碱性磷酸酶、胆红质、乳酸脱氢酶含量的不同程度的增高。但由于 aGVHD 引起的肝功能衰竭、肝性脑病少见，需与肝静脉阻塞综合征、感染及药物毒性相鉴别。

4. 其他

除上述 aGVHD 靶器官损害所引起的症状外，还可出现其他合并症，肺、胰腺等器官也会发生 aGVHD 损害。此外，病人还可出现体重一过性或进行性下降、周期性或持续性发热、已经回升的外周血细胞再度下降或大幅度波动、毛细血管渗漏综合征、溶血征象、眼部溃疡综合征等。

**(二) 急性移植物抗宿主病诊断、鉴别诊断和分级标准**

1. 早期诊断

在移植后外周血白细胞数回升到 $1000/mm^3$ 以上时，应特别注意有关临床症状的观察和进行相应的化验检查。由于皮肤红斑和丘疹经常是最早出现的 aGVHD 临床表现，因此对其好发部位，如手心、脚心、面颊部等处皮肤尤应逐日认真检查，以期早期发现。在此阶段，宜增加肝功能检验的次数，以便及早发现肝功能异常。受损部位皮肤活检是早期明确诊断的主要方法，宜尽早进行。

2. 鉴别诊断

①皮疹：需注意排除药物性皮疹、病毒感染，需检查 C 反应蛋白、病毒感染证据、皮肤活检。②腹痛、腹泻、恶心：需考虑药物毒副作用、病毒感染以及 aGVHD，需做消化道内窥镜以及病毒检查。③黄疸、肝功酶增高：可见于溶血、药物、病毒性肝炎、肝静脉阻塞综合征以及 aGVHD，可作肝脏活检以及肝炎病毒学检查。

3. 分级标准

aGVHD 的严重度分级是以器官受累类型和临床征象确定的，其诊断应有活检证据，还需排除 aGVHD 以外的其他疾病（表 3 - 2，3 - 3）。

**表 3 - 2　急性 GVHD 的 IBMTR 分级标准**

| 严重度 | 皮肤 | | | 肝脏 | | 胃肠 | |
|---|---|---|---|---|---|---|---|
| | 分期 | 皮疹范围 | 分期 | 总胆红素（μmol/L） | 分期 | 腹泻量（ml/d） |
| A | 1 | <25% | 0 | <34 | 0 | <500 |
| B | 2 | 25%~50% | 或1~2 | 34~102 | 或1~2 | 550~1500 |
| C | 3 | >50% | 或3 | 103~255 | 或3 | >1500 |
| D | 4 | 表皮松懈 | 或4 | >255 | 或4 | 严重腹痛、肠绞痛 |

**表 3 - 3　修改后的 aGVHD 分级标准**

| 分级 | 特征 |
|---|---|
| 0 | 移植后 100d 内无 GVHD 证据，皮肤、肝脏和胃肠异常属 GVHD 以外其他原因所致。除 GVHD 预防方案外未作任何免疫抑制治疗。 |
| II | 急性 GVHD 皮肤特征性改变的临床表现和发生时间（有或无内脏 GVHD）符合诊断；或活检或尸检证实内脏 GVHD；无皮疹；无需治疗可自行改善，或在开始 aGVHD 治疗后 2~3 周之内全面或至少一个器官的 GVHD 逐步改善且无进一步恶化。在适当的一线全身治疗逐步减量过程中无需二线药物治疗。 |
| III | 临床征象同以上 II 度，但对初始治疗无任何效果，需要多次药物循环治疗或延长住院时间。移植后 100d 内对于适宜的一线系统治疗无反应及无法控制或在一线药物减量过程中需要反复药物治疗，但无致死性 GVHD。 |
| IV | 临床征象同 II 度 GVHD 且伴有 GVHD 相关性致死性并发症。 |

**（三）急性移植物抗宿主病的防治及预后**

1. 预防

根据 aGVHD 的发生机制，预防可从两方面入手，即抑制供者淋巴细胞功能及减少炎性细胞因子的产生。前者又可分为药物法（使用免疫抑制剂）和细胞法（去除移植物中 T 淋巴细胞）两类。

免疫抑制剂药物主要有：

（1）氨甲蝶呤（MTX）　　MTX 是一种抗代谢类药物，具有较强的免疫抑制作用。其用法是：移植后第 1 天，$15mg/m^2$，第 3、6、11 天一次，$10mg/m^2$。该药可推迟 aGVHD 的发生和减轻其发病程度，但对 aGVHD 总发生率影响不大。

（2）环孢菌素 A（CsA）　　具有较强的免疫抑制作用，能高度选择性地抑制 T 淋巴细胞的早期阶段，抑制淋巴细胞的增殖。此外，对抗体的生成也有抑制作用。对 GVHD 有较好的防治作用，目前已成为常用的免疫抑制剂。该药的主要副作用是对肾脏有一定毒性，主要表现为血尿素氮和肌酐水平的升高。预防剂量：静脉剂型 $2 \sim 3mg/（kg \cdot d）$，维持血药浓度 $200 \sim 400ng/L$；患者可口服时，改为口服 $3 \sim 5mg/（kg \cdot d）$，依据 GVHD 出现与否及白血病的复发风险，调整药物剂量及应用时间。环孢菌素 A 与短疗程 MTX 合用是最常用预防 GVHD 方案。

（3）FK506　　虽结构与 CsA 不同，但二者作用机制相似，也能抑制 T 淋巴细胞活性，抑制细胞介导的免疫反应，抑制淋巴细胞因子（IL-2）的合成和释放。一些移植中心采用 FK506 替代环孢菌素 A。

（4）骁悉（MMF）　　其水解产物麦考酚酸选择性抑制次黄嘌呤核苷酸脱氢酶，阻碍鸟嘌呤的合成途径从而抑制 T、B 淋巴细胞增殖。可与环孢菌素 A 与短疗程 MTX 联用。

（5）肾上腺皮质激素　　具有明显的免疫抑制作用。

（6）抗胸腺细胞球蛋白、抗淋巴细胞球蛋白　　此类制剂具有较强的免疫抑制作用，能较有选择性地与淋巴细胞或 T 细胞结合，在补体参与下，破坏淋巴细胞。

2. 治疗

对重度 aGVHD 迄今尚无满意的治疗方法，Ⅲ ~ Ⅳ度 aGVHD 的死亡率高达 69% ±5% 和 97% ±3%。aGVHD 治疗的指征常定位 Ⅱ 度 GVHD，但实际上，一旦出现 aGVHD 的症状或疑似 aGVHD，如植入后无感染证据的发热，即可开始 GVHD 治疗。

（1）一线治疗　甲基泼尼松龙（MP）是治疗 aGVHD 的常用药物，目前临床多采用 1 ~ 2mg/（kg·d）剂量，q12h，静脉输注。在 CsA + MTX 预防方案组，如出现 aGVHD 需要一线治疗时，MP 是最佳选择。

（2）二线治疗　一线治疗失败即 MP 治疗 3 天后 aGVHD 仍进展，7 天后临床征象无改善，或 14 天治疗后仅见部分反应，需要二线治疗。ATG、FK506、MMF、抗 CD3 抗体、抗 IL - 2 受体抗体等可作为二线治疗药物。二线治疗病例中，反应最好的是那些肾上腺皮质激素减量过程中出现 GVHD 反复的患者。

3. 预后

临床严重度评价与始发时 aGVHD 级数有关，更与治疗反应有关。Ⅱ ~ Ⅳ度 aGVHD 对一线治疗完全反应者预后好。预后不好的因素有：供受者 HLA 不完全相合；aGVHD 伴有肝功能异常，aGVHD 出现早、移植后 10 天内出现者尤甚；另一因素是对于一线和二线治疗反应差，故强调联合用药。

（四）慢性移植物抗宿主病（cGVHD）的临床表现

cGVHD 是同种异基因移植后期的最常见并发症之一，也是移植后非复发死亡的原因。随年龄增长或 cGVHD 损伤而出现的胸腺功能衰退是自身免疫反应增高的病理基础，特异的核仁磷酸蛋白是产生 cGVHD 的靶抗原。

1. 皮肤

aGVHD 经过治疗或 aGVHD 不甚严重，皮肤的急性损害可转为慢性病损。cGVHD 的皮肤损害的突出表现为皮肤色素沉着、脱屑、皮肤增厚或角化不良、苔藓样皮疹等，晚期可出现皮肤硬化或关节挛缩等变化。皮损大多始于暴露部位，迅速向其他部位蔓延，可以是稀疏分布或短暂存在继之消失的，可以从多边形丘疹至较为典型的广泛的突出于皮肤表面的。如合并感染，可出现渗出、糜烂和结痂。cGVHD 时，口腔黏膜可发生黏膜溃疡或片状脱失，晚期可见口腔干燥。黏膜损害合并感染，可出现疼痛并延迟愈合。cGVHD 的皮损需与药物性皮疹、先天性角化不良等病例相鉴别。

2. 肝脏

cGVHD 的肝功能异常的主要表现是胆红素异常。cGVHD 的肝功能异常，需与病毒感染、肝脏毒性药物反应、胆结石、真菌感染以及肿瘤相鉴别。肝脏活检有利于确定诊断。

3. 眼部

干燥性角膜结膜炎的眼部症状包括烧灼感、刺激性疼痛、畏光。移植后视力损害的常见原因是移植后白内障。移植后 100 天用肾上腺皮质激素治疗 cGVHD，以及 TBI 前晶体屏蔽均有益处，即使在严重干眼综合征时也可进行晶状体修复手术。

4. 口腔

口腔干燥，对酸或辛辣食物刺激敏感，移植后 100 天，口腔出现疼痛感是 cGVHD 的有力证据。cGVHD 的口腔黏膜苔藓样变应与口腔白色念珠菌感染相鉴别。

5. 肺部

支气管扩张功能丧失的阻塞性肺部疾病，是 cGVHD 的临床征象，组织病理学检查揭示闭塞性细支气管炎特异性改变。cGVHD 伴低 γ 球蛋白血症或 IgG 亚类缺乏者增加后期阻塞性肺部疾病的危险性。

6. 胃肠道

慢性 cGVHD 肠道受累并不常见，吞咽困难、疼痛、体重下降是 cGVHD 食管病变的征象。X 线检查提示表层网状组织形成指环状狭窄，食管中上段逐渐狭窄的锥状改变。

### 7. 神经病变

神经肌肉病变的常见病因是代谢、营养性或感染所致，但 cGVHD 可以累积外周神经，对胆碱酯酶抑制剂和免疫抑制剂治疗有效。一些 cGVHD 病人可出现多发性肌炎，肾上腺皮质激素治疗有效。

### 8. 其他征象

患 cGVHD 的女性患者，可表现有阴道炎和阴道狭窄。cGVHD 对造血功能亦有一定的影响。cGVHD 时，常发生自身免疫反应，以致多种器官或组织受到损害，产生相应的多种临床表现。

### （五）慢性移植物抗宿主病诊断分级

cGVHD 的诊断分级有赖于临床医师对口腔黏膜、皮肤活检的组织学改变进行判定。病变限于皮肤或肝脏的所谓局限性 cGVHD，在治疗条件下预后良好，相反，累积多系统多脏器的广泛性 cGVHD 自然病程及预后不良（表 3 - 4）。

表 3 - 4　cGVHD 临床和病理学诊断依据

| 器官/系统 | 临床表现 | 筛选试验 |
|---|---|---|
| 皮肤 | 色素沉着，干燥，红斑，硬皮病，指（趾）甲营养不良，脱毛 | 皮肤活检 - 3mm 皮肤组织 |
| 口腔 | 扁平苔藓样变，口腔干燥 | 口腔活检来自下唇内侧 |
| 眼部 | 干燥综合征，角膜炎 | No. 1 Schirmer's 试验 |
| 肝脏 | 黄疸 | 碱性磷酸酶，SGOT，胆红素 |
| 肺脏 | 阻塞性/限制性肺部疾病 | 肺功能测定，动脉血气分析 |
| 阴道 | 干燥综合征，萎缩 | 妇科评价 |

第三章　造血干细胞移植

续　表

| 器官/系统 | 临床表现 | 筛选试验 |
|---|---|---|
| 营养 | 蛋白和热量缺乏 | 体重，肌肉/脂肪蓄备测定 |
| 关节挛缩，致残 | | Karnofsky 评分或 Lansky 指数 |

1. 局限性

cGVHD 需具备以下一项或两项：①局限性皮肤、黏膜损害；②因 cGVHD 所致的肝功异常。

2. 广泛性

cGVHD 需具备以下两项中一项：①全身性皮损；②局限性皮肤受累和因 cGVHD 所致肝功异常；③肝脏组织学检查证实慢性进展性肝炎、胆小管坏死，或肝硬化，或眼部受累，或次级唾液腺受累或口腔黏膜受累经口唇活检证实，或其他靶器官受累。

### （六）cGVHD 的防治及预后

1. 预防

（1）胸腺因子　根据胸腺调节功能损害的学说，自身免疫性 T 细胞参与 cGVHD 的免疫病理机制。因而采用胸腺移植或给予胸腺因子，但临床应用结果并未减低 cGVHD 的发生率和严重度。

（2）静脉注射免疫球蛋白　移植病人每周给予静脉注射 Ig，每次 250~500mg/kg，每周 1 次，直到移植后 90~110 天。可降低 cGVHD 的发生率和死亡率。

（3）延长免疫抑制剂的使用时间　延长移植后 CsA 预防给药的时间可降低 cGVHD 发生率。

2. 治疗

（1）泼尼松联合 CsA 是 cGVHD 首选治疗。

（2）反应停、FK506、MMF 对 cGVHD 也有一定疗效。

（3）在难治性皮肤 cGVHD 探索使用紫外光灭活效应，

大多数皮损有好转。

（4）近几年，CD20 单抗美罗华在 cGVHD 或以皮肤表现为主的 aGVHD 的治疗上亦取得了一定的疗效。

严重感染是 cGVHD 的主要死亡原因，尤其在免疫抑制剂治疗期间应注意感染的防治，应加强支持治疗。

## 二、肝静脉闭塞症

肝静脉闭塞症（VOD）是放化疗后出现的以肝内小静脉纤维性闭塞为主要病理性改变的肝脏毒性综合征，是预处理毒性的最严重的并发症之一。VOD 一般发生在移植后 3 周之内，多数在移植后 1～2 周，发生率 20% 左右，其主要病变为血管内膜下水肿、小叶中心充血、肝细胞变性、水肿、细胞碎片及纤维素堵塞中心静脉及窦状隙，严重者小叶中心广泛坏死、出血，典型症状为肝脏肿大、体重增加、腹痛和黄疸。

### （一）肝静脉闭塞症诊断要点

1. 临床表现

VOD 的临床表现与静脉受损的多少和闭塞程度有关，重症病例发病突然、进展快，往往造成死亡。自觉症状多为突然发生肝区疼痛或不适感，腹部膨胀，还常有食欲不振、乏力、低热等症状。体重突然增加，一般可增加 10%。重症病例可发生明显的皮肤黄染，肝大可达肋下 10cm 以上。腹水最为常见，腹水量一般在 1000ml 左右，个别病人尚可见末梢水肿，而无右心衰竭的体征。在疾病早期还可能出现脑病。由于门静脉高压，部分病人可出现腹壁静脉怒张、蜘蛛痣等。

2. 实验室检查

肝功能异常是最早出现的改变，一般在移植后 7 天开始出现胆红质含量升高，SGOT、碱性磷酸酶均可升高。病人还常发生血液凝固障碍，凝血酶原时间、部分凝血酶原时间和凝血酶时间明显延长。胸水穿刺检查多为漏出液，少数病人可为血性腹水。

### （二）诊断标准

**1. 临床诊断**

西雅图移植中心提出的诊断标准为：移植后 20 天内有以下三项中的两项者：①黄疸（血清胆红素 ≥2mg/dl）；②肝大和右上腹疼痛；③腹水和（或）不能解释的体重增加 >2% 。而巴尔的摩移植中心的标准为血胆红素 ≥2mg/dl，加上以下三项中的两项：①肝大且常为疼痛性；②腹水；③体重增加 >5% 以上。

**2. 病理学诊断**

病理组织学检查是确诊肝静脉闭塞症的主要方法，主要取材于尸检和肝活检。肝组织学检查如出现下述改变，结合临床可作出诊断：肝小叶中央静脉或终末静脉血管内膜下水肿和出血，肝小叶中心充血和肝细胞坏死（早期改变）；中央静脉或其他小静脉血管内皮下同心圆状增厚及管腔次全或完全的纤维性闭塞，肝小叶中央窦状隙纤维化（晚期改变）。静脉管腔的闭塞程度和受累静脉的多少与临床表现的严重程度相关。肝组织学检查对于及时明确诊断很有意义，但由于患者多有血小板减少和血液凝固障碍，在移植后头一个月内经皮肤肝穿刺有发生出血的危险。

### （三）鉴别诊断

VOD 临床诊断时需注意与 aGVHD 鉴别，后者黄疸往往同时伴有皮疹和腹泻，且腹水较少见。同时，需除外药物性肝炎及感染性肝损害（腹水在这两种疾病中较少见）。而早期的肝活检多出现严重的充血，应与右心衰竭相鉴别。

### （四）治疗和预防

**1. 预防**

原则主要是减少患者发生 VOD 的因素，如推迟肝炎患者的移植、适当减少预处理中马利兰剂量。在药物方面，小剂量肝素［100U／（kg·d）］自输髓日起用30天，可使VOD的发生降低。近年来，较广泛采用的方法是应用前列腺素E1（PGE1），自移植前8天至移植后30天应用，能显著降低VOD的发生率。另外，复方丹参注射液对肝VOD也有一定的预防作用。

2. 治疗

肝VOD一旦发病，主要是对症和支持治疗，其中水盐平衡尤为重要。70%～85%的患者在发病后15～20天好转，轻、中、重度肝VOD的死亡率分别为9%、23%和98%。血胆红素的水平有预后意义。多脏器衰竭是肝VOD的主要死亡原因，其中肝性脑病者几乎全部死亡。重组的组织纤溶酶原激活剂（rtPA）一度被看做VOD最有效的治疗药物，但相关研究发现该药疗效并不满意，且在应用期间伴有致命性出血的危险。Defibrotide是一种多脱氧核苷酸（polydeoxyribonucleotide），具有抗血栓、抗缺血和溶血栓的作用，无严重毒副作用，有病例应用defibrotide治疗VOD后取得了良好疗效，对该药的进一步评价正在进行中。

### 三、巨细胞病毒疾病

移植后患者的免疫功能长期低下，极易发生病毒感染，尤其是巨细胞病毒（CMV），是对移植后患者威胁最大的一种病毒。在造血干细胞移植后巨细胞病毒血清学阳性的患者，在抗病毒治疗前，CMV病的发生率达到40%。CMV能引起各种疾病，包括肺炎、胃肠病变（从食管至结肠）和肝炎，偶尔有其他的临床表现（视网膜炎，主要发生在艾滋病患者）。CMV肺炎相关的死亡率超过90%。尽管20世纪80年代后期采用更昔洛韦和静脉输注免疫球蛋白治疗并大大改进支持治疗后，死亡率有所降低，但CMV病导致死亡的危险仍然存在。

## （一）巨细胞病毒感染和疾病的流行病学

CMV 血清学阳性的异基因移植患者，发生 CMV 感染和疾病的危险性高（未用更昔洛韦预防的患者，CMV 抗原血症和 CMV 疾病的发生率分别为 70% 和 35% ~40%）；供者阳性、受者阴性的移植后 CMV 抗原血症和 CMV 疾病发生率分别为 20% ~10%；血清学阳性的自体移植患者则分别为 25% ~40% 和 5% ~7%；血清学阴性的自体移植患者和供受体均阴性的异体移植患者分别为 1% ~3% 和 1% ~2%；在自体 CD34 分选的外周血移植患者，血清学阳性患者 CMV 病的发生率更高（ >20%），并且在植入前即可发生。与清髓性移植相比，非清髓移植的血清学阳性患者发生 CMV 感染和疾病的时间虽然延迟，但两者发生率相似。

目前采取早期治疗的方法，使得血清学阳性的异基因移植患者，在移植后 +100 天内 CMV 疾病发生率降低，不到 5%。因此，目前 CMV 疾病大多发生于移植后期（ +100 天后）。移植后 +100 天内 CMV 再激活和由于 GVHD 而接受激素治疗的患者，发生 +100 天后 CMV 疾病的危险性更高，CMV 疾病可以发生于移植后 1 年之内的任何时间，对于接受免疫抑制治疗的患者，其发生时间可以更晚。

## （二）移植后巨细胞病毒的监测方法

在移植后早期，CMV 抗原血症和 PCR 检测 CMV DNA 可作为常规方法。移植后第 20 天，建议采取检测抗原血症的方法。继发性粒细胞缺乏期间，可用 PCR 的方法检测（由于细胞数量不足，CMVpp65 抗原血症检测难以实施）。

移植后晚期（ > +100 天）的监测方法：对于前 100 天治疗 CMV 抗原血症的、使用激素或其他药物（骁悉或 T 细胞抗体）治疗急慢性 GVHD 的高危患者，建议持续监测 CMV 的再激活，每周监测一次。接受低剂量免疫抑制剂治疗的患者和连续 3 次检测均阴性的患者，可以隔周检测 1 次，如果激素剂量增加或者需要再次治疗慢性 GVHD，则重新开始每周监测。

（三）巨细胞病毒病的诊断

1. 巨细胞病毒肺炎

与 CMV 肺炎相符的症状体征（咳嗽、低氧血症、发热，胸片和 CT 发现新的或动态变化的肺浸润性病变），结合支气管肺泡灌洗液或肺活检组织检查检出 CMV，检查包括培养、病毒壳蛋白检测、组织病理学检查、免疫组化分析和原位杂交。

2. 巨细胞病毒胃肠病

临床具有与 CMV 胃肠病相符的症状体征（恶心、呕吐、腹痛、发热、胃肠出血、腹泻），结合胃肠组织活检检出 CMV，检查包括培养、壳蛋白检测、组织病理学检查、免疫组化分析和原位杂交。

3. 巨细胞病毒肝炎

大多数患者伴有 CMV 病毒血症或其他疾病（如肺炎）。确诊包括肝炎的症状（转氨酶高），结合肝组织活检检查 CMV，检查包括病毒培养、壳蛋白检测、组织病理学检查、免疫组化分析和原位杂交。

4. 巨细胞病毒脑炎

与 CMV 脑炎相符的症状体征（意识状态改变、癫痫、发热），结合脑脊液 PCR 方法检测 CMV 阳性结果。因为从脑脊液中培养 CMV 的灵敏性低，如果怀疑 CMV 脑炎，脑脊液是唯一可以用 PCR 方法检测 CMV DNA 的标本。

5. 巨细胞病毒视网膜炎

与 CMV 视网膜炎相符的症状体征（裸眼视力下降、眼痛），眼科检查是典型损害。

6. 巨细胞病毒相关的骨髓衰竭

严重的骨髓衰竭（中性粒细胞 $< 200/mm^3$ 超过 3 天），结合骨髓活检或抽取物中 CMV 培养或 PCR 检测。另外，必须排除复发、排斥、HHV－6 感染和药物毒性等其他原

第三章 造血干细胞移植

因引起的骨髓衰竭。为了能确诊 CMV 相关的骨髓衰竭，持续血细胞减少的患者需要停用更昔洛韦、TMP - SMX 和 MMF 等药物至少 1 周。

### （四）巨细胞病毒病的治疗

治疗 CMV 病包括抗病毒治疗，尽可能地把免疫抑制剂减量。CMV 肺炎的患者可以静脉输注免疫球蛋白，如果有血容量的问题，考虑用 CMV 免疫球蛋白（CMV - Ig），因为它可以减少输入的液体量。

更昔洛韦和膦甲酸钠治疗 CMV 的疗效相似，使用这两种药物时，需注意调整剂量以防止肾损害。而更昔洛韦相对于膦甲酸钠更容易给药，副作用更少。使用膦甲酸钠时，应注意剂量限制性粒细胞缺乏的发生。每种药物的使用剂量是治疗成功的关键，与临床转归相关的唯一因素是诱导治疗的持续时间。因此，如果没有剂量限制性毒性反应的发生，诱导治疗最好持续 3 周（表 3 - 5）。

表 3 - 5　移植后巨细胞病毒病的推荐治疗方案

| 疾病 | 方案 | 评价 |
|---|---|---|
| CMV 肺炎 | 更昔洛韦, IV(5mg/kg, 2/d), 21d, 然后 5mg/(kg·d), 持续 3~4 周(或直到移植后 100d)联合 IV Ig(500mg/kg 隔日 1 次,共 2 周;然后再更昔洛韦维持治疗期间, 每周 1 次)或 CMV - Ig (150mg/kg)疗程同 IV Ig | 延长维持治疗至整个免疫抑制治疗期(如:治疗 GVHD) |
| 胃肠病 | 更昔洛韦, IV(5mg/kg, 2/d), 14~21d,然后 5mg/(kg·d)持续 3~4 周(或直到移植后 100d) | 如有深部溃疡形成,延长维持治疗时间 |
| 骨髓衰竭 | 膦甲酸钠 IV (90mg/kg, 2/d)14d, 然后 90mg/(kg·d)持续 2 周加上 G - CSF | 也可使用更昔洛韦加上 IV Ig |
| 视网膜炎 | 更昔洛韦, IV(5mg/kg, 2/d), 14~21d,然后 5mg/(kg·d)持续 3~4 周(或直到移植后 100d) | 延长维持治疗时间,需要眼科检查证实痊愈 |

（白庆咸）

# 第四章　疾病的诊断与治疗

## 缺铁性贫血

缺铁性贫血（IDA）是由于体内长期铁负平衡，影响红细胞血红素合成，不能满足正常红细胞生成的需要而发生的贫血。典型的呈小细胞低色素性贫血，是营养素缺乏导致的最常见贫血。流行病学显示，其发病率在不发达地区的婴幼儿、育龄妇女等人群明显增高，发病率约 $11.4\% \sim 45.7\%$ 。

### 一、临床特征

1. 一般贫血临床表现

头晕、乏力、心悸、气促，皮肤黏膜苍白等。

2. 组织缺铁表现

舌炎、口角炎、舌乳头萎缩，皮肤皮毛干枯、指（趾）甲薄脆、扁平甚至匙状甲，出现食管蹼导致吞咽困难（Petreson - Kelly 综合征），注意力低下，异食癖，体力下降，易感染。

3. 缺铁原发病表现

如消化道溃疡、肿瘤或痔疮表现，肠道寄生虫感染及妇女月经病的表现。

### 二、实验室检查

1. 血象

Hb、MCV、MCHC 下降，表现为小细胞低色素改变，显微镜下表现为成熟红细胞大小不均，中心淡染区扩大。

2. 骨髓象

增生骨髓象，以红系增生为主，其中以中晚幼红细胞增多，其体积小，核染色质致密，炭核样，胞浆少而蓝，具"核老浆幼"特点。骨髓小粒中可染铁缺乏，是诊断缺铁最可靠的指标之一。

3. 铁代谢

（1）血清铁蛋白（SF）　能准确反映体内贮铁情况，可用于早期诊断缺铁性贫血，准确率高，灵敏度高，但容易受到感染、炎症等病理性因素的影响。

（2）血清铁（SI）　敏感性和特异性均低于 SF，不单独用于诊断 IDA 的指标。

（3）总铁结合力（TIBC）和转铁蛋白饱和度（TS）对缺铁诊断准确性方面次于 SF，可作为缺铁性红细胞生成的指标。

（4）血清可溶性转铁蛋白受体（sTfR）　血沉增高的其他贫血，如类风湿及炎症性贫血时正常，而缺铁性贫血时升高，可作为二者鉴别指标。缺铁性贫血时 SF、SI、TS 下降，sTfR、TIBC 增加。

## 三、诊断标准

有明确缺铁病因和临床表现，实验室检查为小细胞低色素性贫血，有铁缺乏依据，补铁治疗有效，可诊断为缺铁性贫血。

## 四、治疗原则

1. 病因治疗

是治疗缺铁性贫血的前提和关键。

2. 补铁治疗

首选口服补铁，成人治疗剂量元素铁 150～200mg/d。口服药物种类繁多，如硫酸亚铁、富马酸亚铁、右旋糖酐铁、多糖铁复合物等等，其中硫酸亚铁是口服铁剂中的标准制剂，但无机铁剂胃肠道反应较大。如口服胃肠道反应大，不能耐受或有上消化道手术史影响铁的吸收，可考虑肌内或静脉补铁，常用右旋糖酐铁注射液肌注，首剂50mg，深部肌内注射，如无过敏现象，给予100mg，每周注射 2~3 次。铁的总需要量（mg）：（需达到血红蛋白 - 患者血红蛋白）×0.33×患者体重（kg）。

3. 补铁治疗有效的观察指标

首先是 3~4d 后外周血网织红细胞升高，高峰在开始服药后 10d 左右；2 周后血红蛋白浓度升高；2 月左右血红蛋白恢复正常。

4. 补铁治疗停药指标

铁剂治疗应在血红蛋白恢复正常后至少持续 2~3 月，或待铁蛋白恢复到 50μg/L 后停药。

（顾宏涛）

# 巨幼细胞性贫血

巨幼细胞性贫血是由于体内叶酸和（或）维生素 $B_{12}$ 缺乏导致细胞核脱氧核糖核酸（DNA）合成障碍所致的贫血。形态学表现为大细胞正色素性贫血，也是营养素缺乏导致的贫血之一。

## 一、临床特征

1. 一般贫血临床表现

头晕、乏力、心悸、气促、皮肤黏膜苍白等，少数病人可出现轻度黄疸。

2. 消化系统表现

口腔黏膜、舌乳头萎缩，呈"牛肉舌"；胃肠道黏膜萎缩、恶心、腹胀，食欲不振等。

3. 神经系统表现

神经精神发育减退（反应低下、智力体格发育不全），神经器质性病变：震颤。

## 二、实验室检查

1. 血象

Hb 下降，MCV 升高，表现为大细胞性贫血；显微镜下表现为成熟红细胞大小不均，中心淡染区消失，有异形红细胞（大椭圆形、点彩红细胞），可见巨杆状核粒细胞及中性粒细胞分叶过多现象。

2. 骨髓象

增生骨髓象，造血细胞出现巨幼样变，以红系为著，其胞体大、核大、染色质疏松细致、胞浆较胞核成熟，具"核幼浆老"的特点。粒、巨核系均可见体积增大、分叶过多现象。

3. 血生化检查

（1）血清叶酸、维生素 $B_{12}$ 测定　血清叶酸 < 6.8nM（3ng/ml）；血清 $B_{12}$ < 74pM（100pg/ml）。

（2）其他　可有胃酸降低、内因子抗体增加、血清间接胆红素增高。

## 三、诊断标准

有明确缺乏叶酸、维生素 $B_{12}$ 的病因和临床表现，实验室检查为大细胞性贫血，血清叶酸、维生素 $B_{12}$ 减少，补充治疗有效，可诊断。

## 四、治疗原则

1. 病因治疗

如有可能，确定并纠正病因。

2. 补充治疗

维生素 $B_{12}$ 肌注，$500 \sim 1000\mu g/$次，$2 \sim 3$ 次/周，数周或至血象正常；维持治疗 $100\mu g/$月。叶酸口服，$5 \sim 10mg$，$2 \sim 3$ 次/天，数周，伴维生素 $B_{12}$ 缺乏时同时注射，否则加重神经系统损伤。恢复期加用铁剂，有利于造血恢复。

3. 治疗有效的观察指标

治疗反应首先是外周血网织红细胞升高，高峰在开始服药后的 $5 \sim 10$ 天，2 周后血红蛋白浓度升高，2 月左右上述指标恢复正常。

# 溶血性贫血

溶血性贫血（HA）是指任何可以导致红细胞破坏增多，而骨髓造血功能代偿不足引起的一类贫血的总称。若骨髓通过增加红细胞生成以代偿红细胞的生存期缩短，而不会发生贫血，这种状态称为代偿性溶血性疾病。

## 一、概述

### （一）溶血分类

1. 按发病机制分类

（1）红细胞本身异常所致　红细胞膜的异常、红细胞血红蛋白异常及红细胞酶的异常。

（2）红细胞外部因素所致　也称后天获得性溶血，包括免疫机制异常、物理化学因素及机械性因素。

2. 根据红细胞破坏场所分类

血管内溶血及血管外溶血。骨髓原位溶血是特殊类型的血管外溶血。

3. 根据临床表现分类

（1）急性溶血　起病急，突发寒战、高热、腰酸背痛、恶心、呕吐、烦躁不安、血红蛋白尿（酱油色尿）、乏力、头昏、神志不清、昏迷、休克、急性肾衰竭等。

（2）慢性溶血　起病缓慢、乏力、头昏、面色苍白、黄疸、肝脾肿大，胆石症。常见三联征：贫血、黄疸、肝脾大。

（二）诊断步骤

1. 确定 HA

（1）临床上有急性或慢性 HA 证据

（2）红细胞破坏增加证据

1）红细胞寿命缩短：确诊 HA 的最直接证据。

2）血红素分解代谢增加的证据：①血清非结合胆红素水平增加；②粪胆原排出增多；③尿胆原排出增多。

3）血管内溶血的依据：①血红蛋白血症；②血清结合珠蛋白降低；③血红蛋白尿；④含铁血黄素尿。

4）血清乳酸脱氢酶活性增加。

（3）红细胞代偿性增生证据

1）网织红细胞增高。

2）外周血形态改变，多染性，嗜碱性点彩，有核红细胞增多或异常形态红细胞。

3）骨髓：粒、红细胞比常小于 1.5，粒、红细胞比例倒置，幼红细胞显著增生。

2. 确定 HA 的病因

（1）重视病史、体检及外周血红细胞形态检查。

（2）确立 HA 的原因。

①Coombs 试验阳性：自身免疫性溶血性贫血（AIHA）。②FCM 检测细胞膜 CD55、CD59 缺失：阵发性睡眠性血红蛋白尿症（PNH）。③异丙醇试验阳性：不稳定性血红蛋白病。④高铁血红蛋白还原试验阳性：红细胞 6 - 磷酸葡萄糖脱氢酶（G6PD）缺乏症。

（三）溶血性贫血治疗

1. 祛除病因

祛除病因和诱因极为重要。如冷抗体型 AIHA 应注意防寒保暖；蚕豆病患者应避免食用蚕豆和具氧化性质的药物；药物引起的溶血应立即停药；感染引起的溶血应给予积极抗感染治疗；继发于其他疾病者要积极治疗原发病。

2. 药物治疗

（1）肾上腺皮质激素　应用于 AIHA、PNH、新生儿同种免疫溶血病等。泼尼松 0.25～1.5mg/（kg·d）。

（2）免疫抑制剂　CsA，CTX 等，适用于 AIHA。

3. 输血治疗

贫血明显时，输血是主要疗法之一。但在某些溶血情况下，也具有一定的危险性，也可诱发溶血。PNH 患者大量输血还可抑制骨髓自身的造血机能，所以应尽量少输血。有输血必要者，成分输血或输注洗涤红细胞。

4. 脾脏切除

（1）遗传性球形红细胞增多症，脾切除有良好疗效。

（2）AIHA 需大剂量糖皮质激素维持或治疗无效时，可考虑脾切除术。

（3）某些类型的珠蛋白生产障碍性贫血。

（4）其他溶血性贫血，如丙酮酸激酶缺乏、不稳定血红蛋白病等，亦可考虑作脾切除术，但效果不肯定。

5. 其他治疗

严重的急性血管内溶血可以造成急性肾衰竭、休克和电解质紊乱等严重并发症，应给予积极处理。并发叶酸缺乏者，口服叶酸制剂；若长期血红蛋白尿而缺铁表现者应补铁。铁剂可诱发 PNH 患者发生急性溶血，因此 PNH 患者补充铁剂时应谨慎。

## 二、阵发性睡眠性血红蛋白尿症

阵发性睡眠性血红蛋白尿症（PNH）是一种后天获得性红细胞膜缺陷的克隆性疾病，以间歇性发作的慢性血管内溶血、血红蛋白尿为特征，常与睡眠有关，我国北方较常见，男女之比约 2.86:1，多见于青壮年男性。

（一）临床特点

PNH 的病理生理基础是造血干细胞 X 染色体上的 PIG - A基因发生突变，导致 GPI 锚磷脂合成障碍，CD59 和 CD55 等补体调节蛋白不能连接于细胞膜，缺乏补体调节蛋白的细胞膜容易遭受补体攻击而破坏，导致血管内溶血。夜间容易发生，感染可引起溶血并使溶血加速。典型临床表现包括血红蛋白尿、血细胞减少和血栓形成。

（二）诊断标准

1. 临床表现符合 PNH

2. Ham's 试验（酸溶血试验）、蔗糖溶血试验和尿含铁血黄素试验有两项阳性或者只有一项阳性，但两次以上复查阳性或有确切的溶血证据，可确立诊断。

3. 流式细胞仪检测细胞表面 CD55 和 CD59 分析，具有较高的诊断敏感性和特异性。

（三）治疗

治疗原则是促进正常造血功能恢复，尽量避免诱发因素，控制急性溶血发作，防治并发症，有望在相当时间后发生缓解乃至治愈。

1. 对症支持治疗

长期血红蛋白尿和含铁血黄素尿可致缺铁，可适当补铁，但应注意再次诱发溶血的可能，口服铁剂可从小剂量开始。

2. 糖皮质激素、雄激素、达那唑可能减轻症状和减少输血。肾上腺皮质激素用以控制和减轻血红蛋白尿发作 [如强的松 0.25 ~ 1mg/（kg·d）]，发作停止后剂量减半，逐渐减量。

3. 重视感染、血栓、胆石症、肾衰竭等并发症处理。

4. 输血

以纠正严重贫血，且通过输血可抑制红细胞生成，减少 PNH 克隆细胞产生，建议输注去血浆红细胞或洗涤红细胞。

5. 根除异常造血干细胞

异基因造血干细胞移植。

（四）预后

PNH 是一种慢性疾病，中位生存时间 10～15 年，主要死亡原因为血栓形成、出血和感染。少数患者可转化为再生性障碍贫血（AA）、急性白血病和骨髓增生异常综合征（MDS）等，预后不良，但仍有小部分患者可出现不同程度的自发缓解。

## 三、自身免疫性溶血性贫血

自身免疫性溶血性贫血（AIHA）是一类免疫介导的获得性 HA 的总称，共同的病理生理基础是患者产生针对自身红细胞的病理性抗体并造成其免疫破坏。可发生于各个年龄组，以成人多见。Coombs 试验多阳性。

（一）临床分类

AIHA 根据其自身抗体作用于红细胞时所需的温度可分为温抗体型 AIHA 和冷抗体型 AIHA 两大类。温抗体为体温相关性抗体，一般在 37℃ 时作用最活跃，主要为 IgG，是一种不完全抗体。冷抗体为一种在低温下起作用的抗体，在 20℃ 下作用最活跃，主要为 IgM，冷凝集素综合征中的冷凝集素为完全抗体。AIHA 根据病因可分为特发性和继发性两类，继发性较特发性更多见。原发病中多见于血液系统肿瘤、结缔组织疾病和感染等。

（二）诊断标准

1. 温抗体型 AIHA

（1）临床表现　原发性 AIHA 起病隐匿，多为女性，年龄不限；除溶血性贫血外，半数有脾肿大，1/3 患者可见黄疸及肝大。继发性 AIHA 常伴有原发疾病的临床表现。病毒感染常导致病情加重。若伴发血小板减少则称之为 Evans 综合征。

（2）实验室检查

1）外周血：贫血程度不一，严重者可并发急性溶血危象。血片上可见数量不等球形红细胞及数量不等幼红细胞。偶有红细胞被吞噬现象。网织红细胞增多。

2）骨髓：骨髓呈红系造血明显活跃，偶见轻度巨幼样变。

3）再障危象时，网织红细胞极度减少，骨髓象增生低下。

4）Coombs 试验分直接抗人球蛋白试验（DAT）和间接抗人球蛋白试验（IAT）。90％以上患者 DAT 阳性，主要为 C3 或 IgG 型。IAT 可阳性或阴性，无诊断意义。

（3）诊断依据

1）近 4 个月内无输血或特殊药物服用史，如果 DAT 阳性，结合临床表现和实验室检查可确立诊断。

2）如 DAT 阴性，但临床表现符合，肾上腺皮质激素或脾切除有效，能排除其他溶血性贫血，可考虑为 Coombs 试验阴性的 AIHA。

2. 冷凝集素综合征

（1）临床表现　以中老年患者为多，寒冷环境有耳廓、鼻尖、手指发绀，但一经加温即消失。除贫血和黄疸外其他体征很少。

（2）实验室检查

1）慢性轻至中度贫血，周围血中无红细胞畸形，可有轻度高胆红素血症，反复发作者有含铁血黄素尿。

2）冷凝集素试验阳性，4℃ 时效价可高至（1∶16 000～1∶1000）。30℃时在白蛋白或生理盐水内如凝集素效价仍然较高，有诊断意义。

3）DAT 阳性者几乎均为 C3 型。

（三）治疗原则

1. 治疗原发病

AIHA 继发性病例远较原发性病例为多。

2. 肾上腺皮质激素

为温抗体型 AIHA 首选治疗，强的松 1～1.5mg/（kg·d），血红蛋白恢复后维持原量 1 个月后逐渐减量，减量速度一般每周 5～10mg，待减至 15mg 以下时维持治疗 3～6 个月。

3. 免疫抑制剂

适用于温抗体型 AIHA 需依赖大剂量激素维持或治疗无效者、切脾无效或不适于切脾治疗者。多与小剂量激素联合应用，如硫唑嘌呤 2～2.5mg/（kg·d）或环磷酰胺 1.5～2mg/（kg·d）。

4. 脾切除

二线治疗方案。脾切除适应证包括：①糖皮质激素治疗无效；②激素维持量每日大于 10mg；③不能耐受激素治疗或者有激素治疗禁忌证。切脾禁忌者可行脾区放射治疗。

5. 输血

仅限于再障危象或极重度贫血危及生命者。以输注洗涤浓缩红细胞为宜。

6. 其他治疗

①Danazol（达那唑）：一般在激素治疗无效或在激素减量时联合应用。作用时间短暂，必要时可重复使用。②大剂量静脉输注丙种球蛋白 0.4g/（kg·d）。③血浆置换疗法：其他各种治疗无效，严重威胁生命者可使用。④环孢素 A（CsA）：在其他药物治疗无效时可试用。⑤利妥昔单抗：CD20 单克隆抗体，目前可试用于 AIHA 患者。

第四章 疾病的诊断与治疗

## 四、遗传性球形红细胞增多症

遗传性球形红细胞增多症（HS）是遗传性红细胞膜缺陷类疾病中最常见的一种溶血性疾病，主要在于红细胞膜骨架蛋白先天性异常，出现球形细胞，细胞变形性和柔韧性降低，易被脾脏破坏。HS 是一种常染色体显性遗传性疾病，其异常基因位点在第 8 号染色体上。北欧家系发病较高，我国并非罕见。

### （一）临床特点

自幼发生的贫血、黄疸、脾大，轻重不一。若骨髓代偿功能良好，可无贫血或仅轻度贫血，多数为轻微的慢性贫血，在此基础上有时加重并出现黄疸，溶血发作可因感染激发，病毒感染是常见诱因。部分患者在长期病程中可出现再障危象，可合并胆结石及慢性下肢溃疡等。有阳性家族史。

### （二）诊断标准

1. 临床表现符合慢性 HA。

2. 实验室检查

具备 HA 特点，血片中球形红细胞 ＞10％，红细胞渗透脆性增加，自溶试验阳性，加入葡萄糖或 ATP 后可纠正，膜蛋白电泳证实有膜骨架蛋白（特别是膜收缩蛋白、锚蛋白）缺少。凡有溶血性贫血、球形红细胞增多、渗透脆性试验阳性或证实有膜骨架蛋白缺少者，可诊断为本病。

### （三）治疗

脾切除是减轻本病贫血的最有效方法。贫血明显者，7 岁以上患者可行脾切除。若发生溶血危象，应酌情输血，控制感染、出血，补充叶酸及多种维生素。

### （四）疗效标准

1. 临床缓解

贫血及溶血症状消失，Hb 120g／L（男），Hb 110g／L

（女），Reti ＜ 3%。

2. 明显进步

贫血及溶血症状改善，Hb 70g/L，Reti ＜8%，不输血。

3. 无效

临床症状及血象未达到明显进步者。

4. 复发

经治疗达临床缓解或明显进步后，血象再次恶化者。

## 五、微血管病性溶血性贫血

微血管病性溶血性贫血（MHA）是在不同疾病引起的微小血管损害的基础上，导致红细胞碎裂而发生的一类溶血性贫血。其主要特征为外周血出现形态各异的破碎红细胞和球形红细胞。

### （一）可发生 MHA 的疾病

主要有血栓性血小板减少性紫癜（TTP）、溶血性尿毒综合征、急性肾小球肾炎、恶性高血压、肿瘤转移、先兆子痫和子痫、弥散性血管内凝血、感染、肾移植排异、系统性红斑狼疮、多动脉炎、Wegener 肉芽肿、硬皮病、淀粉样变性及巨大血管瘤等。

### （二）诊断标准

1. 临床表现

①伴有不同程度皮肤、黏膜出血；②溶血多为突然加重，出现发热、黄疸和贫血等。

2. 实验室检查

①外周血涂片出现较多碎裂红细胞（3%以上），可呈盔形、三角形、锯齿形等；②血浆游离血红蛋白增高；③血小板明显减少；④溶血严重者外周血可出现有核红细胞和多染红细胞，骨髓红细胞系统增生明显活跃；⑤网织红细胞常增多；⑥间接胆红素增高；⑦结合珠蛋白降低；⑧血红蛋白尿；⑨慢性病例可有含铁血红素尿。

凡具有临床表现 2 项，实验室检查第 1 项和其他各项中任何 2 项，即可诊断 MHA。

（三）治疗原则

1. 积极治疗原发病。

2. 血浆置换。

3. 其他

输血浆、血液透析、IV Ig、终止妊娠、大剂量皮质激素、长春新碱、脾切除、化疗、抗凝等。

## 六、红细胞 6 - 磷酸葡萄糖脱氢酶缺乏症

红细胞 6 - 磷酸葡萄糖脱氢酶（G6PD）缺乏症俗称"蚕豆病"，是一种以黄疸、贫血、血红蛋白尿为主要特征的溶血性反应性疾病。患者在进食蚕豆（接触蚕豆花粉）或某些药物后，可导致大量红细胞破裂，出现溶血性贫血，同时溶血产生的大量血红蛋白可从尿中排出，使尿呈酱油色，其代谢物胆红素则使患者出现黄疸。此病常见于儿童，3 岁以下占 70%，男性患者占 90%。成人患者比较少见，但也有少数患者至中年或老年才首次发病。由于 G6PD 缺乏属遗传性，所以 40% 以上的病例有家族史。

（一）诊断标准

1. 临床表现

贫血、黄疸。

2. 实验室检查

有溶血性贫血指标，G6PD 活性定性测定符合 G6PD 酶缺乏的实验室诊断标准。

（二）治疗原则

目前尚无特殊治疗。首先应去除诱因，如蚕豆、抗疟药、磺胺类药、解热镇痛药及注意避免某些疾病。G6PD 发作时激素治疗可能有一定疗效。

## 七、血红蛋白病

血红蛋白病是由于基因突变导致的珠蛋白结构异常（异常血红蛋白病）或珠蛋白肽链量的异常（珠蛋白生成障碍性贫血，又称地中海贫血、海洋性贫血）所引起的一组遗传性血液病。珠蛋白肽链量的异常是由于控制珠蛋白链合成的基因异常造成一种或一种以上肽链减少，肽链结构正常但比例失衡。临床可表现溶血性贫血、高铁血红蛋白血症或因血红蛋白氧亲和力增高或减低而引起组织缺氧或代偿性红细胞增多所致紫绀。

### （一）珠蛋白生成障碍性贫血（HbH）

临床症状轻重不一，大多表现为慢性进行性溶血性贫血，以地中海沿岸国家和东南亚各国多见，我国长江以南各省均有报道，以广东、广西、海南、四川、重庆等省区发病率为高，在北方较为少见。通常将地中海贫血分为 α、β、δβ 和 δ 等 4 种类型，其中以 β 和 α 地中海贫血较为常见。根据临床特点和实验室检查，结合阳性家族史，一般可作出诊断。有条件时可作基因诊断。本病目前尚无根治方法。重型患者可给予输血，使用铁螯合剂，减少含铁血黄素沉着。脾功能亢进时可切除脾脏。

### （二）异常血红蛋白病

目前世界上根据化学结构分析发现的异常血红蛋白病达 500 多种，我国已发现的异常血红蛋白病有 80 多种，其中部分无临床症状。临床上常见的有四种：①镰状细胞综合征（血红蛋白 S 病）；②不稳定血红蛋白；③氧亲和力增高血红蛋白；④血红蛋白 M（家族性紫绀症）。

临床表现：贫血、黄疸、肝脾肿大及紫绀，可伴有纳差、发育迟缓及易感染等表现。

实验室检查可见：①pH8.6 TEB 醋酸纤维膜电泳可见异常区带；②血红蛋白含量减少，网织红细胞增高；③红细胞大小不均，中心淡染区扩大，形态异常，有靶形红细胞。不同类型异常血红蛋白病需采取特殊检查方式；有条件者可应用等电点聚焦电泳分析异常成分，做肽链分析及蛋白质化学结构分析。异常血红蛋白病的治疗目前无根治的疗法。部分患者不需治疗，预后良好，可不影响生存。部分患者需给予支持治疗，如预防和治疗感染、补充造血因子、避免处于低氧及缺氧环境、避免服用氧化剂类药物；必要时可输血；必要时去铁治疗。对伴有脾功能亢进、巨脾引起压迫症状及输血需求量增加者，应行脾切除。有条件者可行骨髓移植。

（高广勋）

# 再生障碍性贫血

再生障碍性贫血（AA）是一种获得性骨髓造血功能衰竭症，表现为骨髓有核细胞增生减低、外周血全血细胞减少，以及因此引起的贫血、出血和感染。目前认为 T 细胞的异常活化、功能亢进导致造血细胞凋亡过度和造血衰竭，在原发性获得性 AA 的发病中起主要作用。

## 一、实验室检查

### 1. 血常规

全血细胞减少，少数病例早期可仅有一系或二系细胞减少。贫血较重，以重度贫血（Hb30～60g/L）常见，多为正细胞正色素性贫血。网织红细胞绝对值减少，重型 AA 网织红细胞比例常低于1%。中性粒细胞、嗜酸粒细胞、单核细胞、淋巴细胞绝对值减少，尤以中性粒细胞减少明显，重型 AA 时低于 $0.5 \times 10^9/L$。淋巴细胞比例相对增高，血小板计数常低于 $10 \times 10^9/L$。

2. 多部位骨髓穿刺

至少包括髂骨和胸骨。多部位增生减低，三系造血细胞减少；非造血细胞增多（＞70%），如增生活跃须有淋巴细胞增多，红系中常有炭核晚幼红比例增多，骨髓小粒中非造血细胞及脂肪细胞增多，巨核细胞明显减少。

3. 骨髓活检

至少取 2 cm 骨髓组织（髂骨）标本用以评估骨髓增生程度。外观呈黄白色，基本病理改变为红髓容量减少，脂肪细胞增加。重型 AA 红髓破坏广泛而严重，发展迅速；非重型 AA 红髓呈向心性萎缩，粒、红、巨核三系细胞明显减少，非重型 AA 红系常有代偿性增多。组织嗜碱细胞、浆细胞、网状细胞等非造血细胞成分增多，占 50% 以上。

4. 流式细胞术检测骨髓 CD34$^+$ 细胞数量明显减少。

5. 肝、肾、甲状腺功能，血生化及病毒学检查（包括肝炎病毒、EBV、CMV 等）。

6. 血清铁蛋白、叶酸和维生素 $B_{12}$ 水平。

7. 流式细胞术检测 CD55 和 CD59，检测 PNH 克隆，应为阴性。

8. 自身抗体系列。

9. 细胞遗传学

染色体核型分析、荧光原位杂交（FISH），遗传性疾病筛查（儿童或有家族史者推荐行染色体断裂试验）。

10. 影像学检查（胸部 CT 扫描、腹部 B 超）和心电图。

## 二、诊断标准及分型

### （一）诊断标准

须符合以下条件：①血常规检查：全血细胞减少，校正后的网织红细胞比例＜1%，淋巴细胞比例增高。应至少符合以下三项中两项：Hb＜100g/L；BPC＜50×10$^9$/L；中性粒细胞绝对值（ANC）$< 1.5 \times 10^9/L$。②骨髓穿刺：多部位骨髓增生减低或极度减低；小粒空虚，非造血细胞（组织嗜碱细胞、淋巴细胞、网状细胞、浆细胞、肥大细胞等）比例增高；髓系细胞明显减少，巨核细胞显著减少或缺如，红系、粒系细胞明显减少。③髂骨骨髓活检：全切片增生减低，造血组织减少，脂肪组织和（或）非造血细胞增多，网硬蛋白不增加，无异常细胞浸润。④排除检查：必须排除先天性 AA 和其他获得性、继发性全血细胞减少性疾病，如骨髓增生异常综合征、阵发性睡眠性血红蛋白尿、低增生性急性白血病、恶性组织细胞病、噬血细胞综合征、免疫相关性全血细胞减少症、急性造血功能停滞等。

（二）分型

分为重型再生障碍性贫血和非重型再生障碍性贫血。

1. 重型再生障碍性贫血诊断标准（Camitta 标准）

（1）骨髓细胞增生程度 < 正常的 25%。如 ≥ 正常的 25% 但 < 50%，则残存的造血细胞应 < 30%。

（2）血常规 需具备下列三项中的两项：ANC $< 0.5 \times 10^9/L$；校正的网织红细胞 < 1% 或绝对值 $< 15 \times 10^9/L$；BPC $< 20 \times 10^9/L$。

（3）若 ANC $< 0.2 \times 10^9/L$，为极重型 AA。

2. 非重型再生障碍性贫血诊断标准：未达到重型 AA 标准的 AA。

三、治疗原则

1. 支持疗法

（1）成分输血 红细胞输血指征一般为 Hb < 60g/L。老年（>60 岁）、代偿反应能力低（如伴有心、肺疾患）、需氧量增加（如感染、发热、疼痛等）可放宽输血指征（Hb≤80g/L）。拟行移植者应输注辐照或去除白细胞的红细胞和血小板悬液。存在血小板消耗因素者（感染、出血、使用抗胸腺细胞球蛋〔ATG〕等）或重型 AA，预防性血小板输注指标为 $<20 \times 10^9/L$，而病情稳定者为 $<10 \times 10^9/L$。发生严重出血者则不受上述标准限制。

（2）保护措施　重型 AA 患者应予以保护性隔离，有条件者入住层流病房，防止外伤及剧烈活动。注意饮食卫生，可预防性应用抗真菌药物。欲进行移植及 ATG 治疗者可预防性抗病毒治疗，如阿昔洛韦。移植后用复方新诺明，预防卡氏肺孢子菌感染。

（3）感染的治疗　AA 患者发热应按"中性粒细胞减少伴发热"的治疗原则处理。有细菌学依据者，依药敏情况选择针对性抗生素。抗细菌治疗无效或最初有效而再次发热者应给予抗真菌治疗。有效的抗生素辅以 G – CSF 能提高抗感染疗效。

（4）祛铁治疗　长期输注红细胞导致血清铁蛋白超过 $1000\mu g/L$ 时，应给予祛铁治疗。

2. 再生障碍性贫血的特异性治疗选择

一旦确诊 AA，应明确严重程度，尽早治疗。

（1）重型再生障碍性贫血的治疗选择　对年龄 >40 岁或年龄虽 <40 岁，但无 HLA 相合同胞供者的患者，首选 ATG 和环孢素（CsA）的免疫抑制治疗（IST）加促造血治疗；对年龄 <40 岁且有 HLA 相合同胞供者的重型 AA 患者，可首选 HLA 相合同胞供者骨髓移植。HLA 相合无关供者骨髓移植仅用于 ATG 和 CsA 治疗无效的年轻重型 AA 患者。

（2）依赖输血的非重型再生障碍性贫血治疗选择　可采用 CsA + 促造血（雄激素、造血生长因子）治疗，如治疗 6 个月无效，则按重型 AA 治疗。

（3）不依赖输血的非重型 AA 治疗选择　可应用 CsA 和（或）促造血治疗。

3. 再生障碍性贫血的疾病特异性治疗方法

免疫抑制剂加促造血治疗：①ATG 联合 CsA 的 IST 适

用范围：重型 AA，输血依赖的非重型 AA 且 CsA 联合促造血治疗 6 个月无效者。②兔源：ATG（即复宁），治疗剂量为 $2.5\sim3.5mg/（m^2\cdot d）$，需连用 5 天，每日静脉输注 12~18 小时。每日提前使用抗组胺药物，如苯海拉明或盐酸异丙嗪，提前和同步于 ATG 应用激素防治过敏反应。血清病反应一般出现在 ATG 治疗后的 1 周左右，因此糖皮质激素应足量用至 15 天，随后减量。③CsA 与 ATG 联合时，CsA 每日口服 3~5mg/kg，可与 ATG 同时应用，或在停用激素后，即 ATG 开始后 4 周开始使用。CsA 亦可单独或联合雄激素用于非重型 AA。CsA 有效血药浓度并不明确，一般目标血药浓度（谷浓度）为成人 150~250μg/L、儿童 100~150μg/L。CsA 减量过快会增加复发风险，一般推荐疗效达平台期后持续服药至少 12 个月。服用 CsA 期间应定期检测血压、肝肾功能。

4. IST 在老年患者中的应用

ATG 治疗 AA 无年龄限制，但老年 AA 患者治疗前要评估合并症。老年患者出血、感染和心血管事件的风险相对年轻患者较大，须注意老年患者的心功能、肝功能、血脂、糖耐量等方面问题。鉴于肾毒性和高血压的风险，建议老年 AA 患者的 CsA 治疗血药谷浓度在 100~150μg/L。

5. 促造血治疗

雄激素是 AA 治疗的基础促造血用药。与 CsA 配伍，治疗非重型 AA 有一定疗效。一般应用司坦唑醇（2mg，每日 3 次）或十一酸睾酮（40mg，每日 3 次），应定期复查肝功能。细胞因子 G-CSF 配合 CsA 可发挥促造血作用，也可试用 EPO，可每周 3 次连用 1 个月、每周 2 次连用 1 个月、每周 1 次连用 1 个月，总疗程一般不少于 3 个月。

6. 随访

接受 ATG 和 CsA 治疗的患者应密切随访，定期检查以及时评价疗效和不良反应。建议随访观察点为 ATG 用药后

3 个月、6 个月、9 个月、1 年、1.5 年、2 年、2.5 年、3 年、3.5 年、4 年、5 年、10 年。

### 四、HLA 相合同胞供者骨髓移植

适用条件：年龄 <40 岁、有 HLA 相合同胞供者的重型或极重型 AA 患者。年龄超过 40 岁的重型 AA，在 ATG/ALG 联合 CsA 治疗失败后，也可采用 HLA 相合同胞供者骨髓移植。

### 五、HLA 相合的无关供者骨髓移植

适用条件：有 HLA 完全相合供者；年龄 <50 岁（50~60 岁，须一般状况良好）；重型或极重型 AA 患者；无 HLA 相合的同胞供者；至少一次 ATG 和 CsA 治疗失败。

### 六、疗效标准

1. 基本治愈标准

贫血、出血症状消失，血红蛋白达到男 >120g/L、女 >100g/L 以上，白细胞计数达到 $4 \times 10^9$/L 以上，血小板计数达到 $80 \times 10^9$/L 以上，随访一年以上无复发。

2. 好转标准

（1）缓解 贫血、出血症状消失，Hb 血红蛋白达到男 >120g/L、女 >100g/L，白细胞计数 $3.5 \times 10^9$/L 左右，血小板也有一定程度恢复，随访 3 个月病情稳定或继续好转者。

（2）明显进步 贫血、出血症状明显好转，不输血，血红蛋白较治疗前 1 个月内常见值增长 30g/L 以上，并坚持 3 个月不降。

（3）无效 经充分治疗后症状、血象不能达到明显进步者。

## 七、预后

如治疗得当，非重型 AA 多数可缓解甚至治愈，仅少数进展为重型 AA。重型者发病急、病情重、治疗费用高，以往病死率极高（>90%%）；近十年来，随着治疗方法改进，重型 AA 预后明显改善，但约 1/3 患者死于出血和感染。

（张　涛）

# 急性白血病

急性白血病是一类造血干祖细胞来源的恶性克隆性血液系统疾病。临床以感染、出血、贫血和髓外组织器官浸润为主要表现，病情进展迅速，自然病程仅有数周至数月。一般可根据白血病细胞系列归属分为急性髓系白血病（AML）和急性淋巴细胞白血病（ALL）两大类。我国白血病发病率约（3.0～4.0）/10 万。在恶性肿瘤死亡率中，白血病在男女性中分别居第 6 位和第 8 位，而在 35 岁以下人群中居首位。若不经特殊治疗，由于该疾病进展迅速，患者通常在患病数周或数月内死亡。经过现代治疗，已有不少患者获得病情缓解以至长期存活。

## 一、概述

### （一）AML 的诊断标准与 WHO 分类

血或骨髓原始粒（或单核）细胞≥20%，≥2 个髓系免疫表型阳性且淋系标记 <2 个或髓过氧化物酶（MPO +）或特异性酯酶（+），可诊断为 AML。当患者被证实有克隆性重现性细胞遗传学异常 t（8；21）（q22；q22）、inv（16）（p13；q22）或 t（16；16）（p13；q22）以及 t（15；17）（q22；q12）时，即使原始细胞 <20%，也应诊断为 AML。

1. 伴有重现性遗传学异常 AML

①AML 伴有 t（8；21）（q22；q22），（AML1/ETO）；②AML伴有骨髓异常嗜酸粒细胞和 inv（16）（p13q22）或 t（16；16）（p13；q22），（CBFβ/MYHⅡ）；③APL 伴有 t（15；17）（q22；q12），（PML/RARα）及其变异型；④AML 伴有 11q23（MLL）异常。

2. AML 伴有多系发育异常 AML

①继发于 MDS 或 MDS/MPD；②无先期 MDS 或 MDS/MPD，但髓系的 2 个或 2 个以上系别中发育异常的细胞至少占 50%。

3. 治疗相关性 AML 和 MDS

①烷化剂相关型；②拓扑异构酶Ⅱ抑制剂相关型（某些可为淋巴细胞型）；③其他。

4. 未分类 AML

①微分化 AML；②无成熟迹象 AML；③有成熟迹象 AML；④急性粒单核细胞白血病；⑤急性原始单核细胞/急性单核细胞白血病；⑥急性红白血病（红系/粒单系和纯红系白血病）；⑦急性巨核细胞白血病；⑧急性嗜碱粒细胞白血病；⑨急性全髓增殖症伴有骨髓纤维化；⑩髓系肉瘤。

（二）ALL 的诊断标准与 WHO 分类

血或骨髓原始及幼稚淋巴细胞≥20%，≥2 个淋系免疫表型阳性且髓系标记 <2 个，TdT（+），即可诊断。根据免疫分型又可分为 B 细胞 ALL 和 T 细胞 ALL。

1. B 淋巴母细胞白血病/淋巴瘤，非特殊类型。

2. B 淋巴母细胞白血病/淋巴瘤伴重现性遗传学异常

①B 淋巴母细胞白血病/淋巴瘤伴 t（9；22）（q34；q11.2）/BCR - ABL；②B 淋巴母细胞白血病/淋巴瘤伴 t（v；11q23）/MLL rearranged；③B 淋巴母细胞白血病/淋巴瘤伴 t（12；21）（p13；q22）/TEL - AML1（ETV6 - RUNX1）；④B 淋巴母细胞白血病/淋巴瘤伴超二倍体；⑤B 淋巴母细胞

白血病/淋巴瘤伴低二倍体；⑥B 淋巴母细胞白血病/淋巴瘤伴t(5;14)(q31;q32)/IL3 – IGH；⑦B 淋巴母细胞白血病/淋巴瘤伴 t(1;19)(q23;p13.3)/E2A – PBX1(TCF3 – PBX1)。

3. T 淋巴母细胞白血病/淋巴瘤。

（三）AML 预后和危险度分组

1. 不良预后因素

①年龄≥60 岁；②此前有 MDS 或 MPN 病史；③治疗相关性/继发性 AML；④高白细胞（≥100 × 10⁹/L）；⑤合并 CNS – L；⑥伴有预后差的染色体核型或分子学标志；⑦诱导化疗 2 个疗程未达 CR（再评估指征）。

2. 危险度分组

①年龄≥60 岁 AML：t(15；17) 属良好核型；累及≥3 种染色体的复杂异常核型预后不良；染色体异常 < 3 种、无论是否具有 5、7、3q 的异常，和正常核型一样，均属中等预后。②年龄 < 60 岁 AML：如表 4 – 1 所示。

表 4 – 1　年龄 < 60 岁 AML 的危险度分组

| 危险组 | 细胞遗传学 | 分子学异常 |
|--------|-----------|-----------|
| 预后良好组 | inv(16)；t(8;21)<br>t(16;16)<br>t(15;17) | 细胞遗传学正常伴单纯 NPM1 突变或 CEBPA 突变（无 FLT3 突变） |
| 中等预后组 | 正常核型<br>+8<br>单纯 t(9;11)<br>其他非良好和不良的异常 | t(8;21)、inv(16)<br>t(16;16)伴 c – KIT 突变 |
| 预后不良组 | 复杂核型(≥3 种异常)<br>– 5, – 7,5q – ,7q –<br>除 t(9;11)外的 11q23 异常<br>T(3;3),t(6;9),t(9;22) | 细胞遗传学正常伴单纯 FLT3 – ITD 突变（无 NPM1 突变） |

3. 与治疗和预后相关的 APL 危险度分层

①低危：WBC ≤ 10 × $10^9$/L，血小板 > 40 × $10^9$/L；
②中危：WBC ≤ 10 × $10^9$/L，血小板 ≤ 40 × $10^9$/L；③高危：
WBC > 10 × $10^9$/L，年龄 > 60 岁。

（四）ALL 预后分组

1. 预后相关因素

①年龄 > 35 岁；②白细胞计数 > 30 × $10^9$/L（B - ALL）
或 > 100 × $10^9$/L（T - ALL）；③免疫分型为 pro - B 或 early -
T ALL；④细胞遗传学异常如 t(9;22)/BCR/ABL( + )，t(4;
11)/ALL1 - AF4( + )，t(8;14)/MYC/IGH +，复杂核型，低
亚二倍体/近三倍体等；⑤微小残留病变（MRD）在诱导治疗
后仍 ≥ 1 × $10^{-3}$ 或巩固治疗后 ≥ 1 × $10^{-4}$。

具有一项以上不良因素的患者为高危组，反之则为标
危组。其中细胞和分子遗传学异常以及 MRD 监测是最有意
义的预后因素。

2. 预后分组标准（不含成熟 B - ALL）（表 4 - 2）

表 4 - 2  ALL 预后分组

| 危险因素 | 标危 | 高危 |
|---|---|---|
| 年龄 | | >35 岁，>60 岁 |
| 细胞遗传学/分子生物学 | 超二倍体 | t(9;22)/BCR - ABL |
| | | t(4;11)/ALL1 - AF4 |
| | | t(1;19)/E2A - PBX1 |
| 白细胞计数（WBC） | | >30 × $10^9$/L（B - ALL）<br>>100 × $10^9$/L（T - ALL） |
| 免疫表型 | | Pro - B，Pro - T |
| 达完全缓解的时间 | 达 CR 时间 < 4 周 | |
| 微亮残留病 | | |
| 诱导治疗后 | <1 × $10^{-4}$ | >1 × $10^{-3}$ |
| 第 1 年 | <1 × $10^{-4}$ 或阴性 | >1 × $10^{-4}$ 或升高 |

（五）鉴别诊断

AML 的鉴别诊断主要与骨髓增生异常综合征、类白血病反应、传染性单核细胞增多症、再生障碍性贫血等鉴别，上述各种疾病均有不同的相应临床表现，根据骨髓检查等容易鉴别。

（六）急性白血病的对症支持治疗

1. 一般措施

应卧床休息，进食高热量、高蛋白食物，维持能量、水、电解质和酸碱平衡。

2. 感染的防治

注意口腔、鼻咽部、肛周皮肤卫生。对已存在感染的患者，使用广谱抗生素治疗，并及时进行细菌培养及药敏试验，以便调整抗生素。对危重患者，病区中应设置层流病室或区域，进行隔离保护。

3. 纠正贫血

酌情输注红细胞。

4. 控制出血

对血小板减少和（或）有出血倾向患者，使用止血药物防治出血。有严重的出血时输注新鲜血小板。急性白血病（尤其是早幼粒细胞白血病），一经确诊要迅速采用维甲酸治疗，因常常合并纤维蛋白溶解，应积极输注新鲜冰冻血浆和纤维蛋白原纠正凝血障碍。

5. 高尿酸血症的防治

鼓励病人多饮水，给予嘌呤醇口服。当血尿酸显著增高时应大量输液和碱化尿液。

二、急性髓系白血病（非 APL）患者的治疗

（一）年龄小于 60 岁，无前驱病史 AML 患者的化疗

1. 诱导缓解治疗

（1）常规诱导缓解方案（可能需 2 疗程）

1）蒽环类药物（包括去甲氧柔红霉素〔IDA〕、柔红霉素〔DNR〕等）联合标准剂量阿糖胞苷（Ara – C）（即3 +7方案）。

2）高三尖杉酯碱（HHT）联合标准剂量阿糖胞苷的方案（HA 方案）。

3）HA + 蒽环类药物组成的方案，如 HAD（HA + DNR）、HAA（HA + 阿克拉霉素）等。

（2）含大剂量 Ara – C 的诱导治疗方案

1）蒽环类药物（包括 IDA、DNR）联合大剂量 Ara – C。蒽环类药物为 3 天用药，Ara – C 用量 $1 \sim 2g/m^2$，q12h，第 1、3、5 天或第 1 ~ 5 天。

2）以 HA + 蒽环类药物组成方案（如 HAD 方案）

HHT、DNR 同标准剂量方案；Ara – C 前 4 天为 $100mg/（m^2 \cdot d）$，第 5、6、7 天为 $1 \sim 1.5g/m^2$，q12h。

2. 诱导治疗后监测和治疗

诱导治疗过程中建议于骨髓抑制期（停化疗后第7 ~ 14 天）、恢复期（停化疗后第21 ~ 28 天）复查骨髓。根据骨髓抑制期、血象恢复期的骨髓情况进行治疗调整。

（1）标准剂量 Ara – C 诱导后治疗调整

1）化疗后第 7 ~ 10 天复查骨髓

①存在明显的残留白血病细胞（≥10%），可考虑双诱导治疗：

●大剂量 Ara – C 为基础的联合方案，如联合 IDA 或 DNR 的方案、FLAG 方案等。

●标准剂量 Ara – C + 蒽环或蒽醌类等药物（IDA 或 DNR、米托蒽醌〔Mito〕等）。

●含 G – CSF 的预激方案（如 CAG 方案）。

●等待观察。

②残留白血病细胞 < 10%，但无增生低下：标准剂量 Ara – C + IDA 或 DNR、Mito，或等待恢复。

③增生低下，残留白血病细胞 < 10%：等待恢复。

2）化疗后第 21 ~ 28 天（骨髓恢复）复查骨髓象、血象：①完全缓解，进入缓解后治疗。②白血病细胞比例下降不足60%，按诱导失败对待。③未取得完全缓解，但白血病细胞比例下降超过60%的患者可重复原方案一疗程。④增生低下，残留白血病细胞<10%时，等待恢复；残留白血病细胞≥10%时，可考虑下一步治疗（参考双诱导方案或诱导治疗失败患者的选择）。

（2）含大剂量Ara－C方案诱导治疗患者的诱导后治疗

1）化疗后第7～14天复查骨髓：①存在明显的残留白血病细胞（≥10%），按诱导失败对待；②残留白血病细胞<10%，但无增生低下，等待恢复；③增生低下，残留白血病细胞<10%时，等待恢复。

2）化疗后第21～28天（骨髓恢复）复查骨髓象、血象：①完全缓解，进入缓解后治疗；②骨髓已恢复，但达不到部分缓解标准的，按诱导失败对待；③骨髓恢复，达部分缓解，可换用标准剂量化疗再诱导（也可重复原方案一疗程）；④增生低下，残留白血病细胞<10%时，等待恢复；残留白血病细胞≥10%时，按治疗失败对待。

3. 完全缓解后治疗的选择

按遗传学预后分组治疗；蒽环、蒽醌类药物的剂量同诱导治疗方案。

（1）预后良好组

1）多疗程的大剂量Ara－C：①大剂量Ara－C（1.5～3g/m²，q12h，至少6个剂量），3～4疗程，单药应用。之后可以停止化疗，也可再给予适当的标准剂量化疗巩固。②大剂量Ara－C（1～2g/m²，q12h，6个剂量）为基础的方案，可与蒽环/蒽醌类、氟达拉滨等药物联合应用，2～3疗程后行标准剂量化疗，缓解后总的化疗周期为6个疗程。

2）2～3疗程大剂量Ara－C或大剂量Ara－C为基础的方案巩固，继而行自体造血干细胞移植。

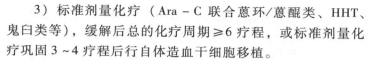

3）标准剂量化疗（Ara－C 联合蒽环/蒽醌类、HHT、鬼臼类等），缓解后总的化疗周期≥6 疗程，或标准剂量化疗巩固 3～4 疗程后行自体造血干细胞移植。

（2）预后中等组

1）至少 1～2 疗程大剂量 Ara－C 或大剂量 Ara－C 为基础的方案（可联合蒽环/蒽醌类、氟达拉滨等药物）或标准剂量化疗巩固，继而行配型相合供体的异基因造血干细胞移植，或 2～3 疗程巩固治疗后行自体造血干细胞移植。

2）多疗程的大剂量 Ara－C：①大剂量 Ara－C（3g/m²，q12h，至少 6 个剂量）3～4 疗程，单药应用。之后可以停止化疗，也可以再予适当的标准剂量化疗巩固巩固。②大剂量 Ara－C（1～2g/m²，q12h，6 个剂量）为基础的方案：与蒽环/蒽醌类、氟达拉滨等药物联合应用，2～3 疗程后行标准剂量化疗，缓解后总的化疗周期≥6 疗程。

3）标准剂量化疗（Ara－C 联合蒽环/蒽醌类、HHT、鬼臼类等），缓解后总的化疗周期≥6 疗程或标准剂量化疗巩固 3～4 疗程后行自体造血干细胞移植。

（3）预后不良组

1）异基因造血干细胞移植：寻找供者期间行 1～2 疗程的大剂量 Ara－C 为基础的化疗或标准剂量化疗。

2）2～3 疗程的大剂量 Ara－C 或大剂量 Ara－C 为基础的化疗，或标准剂量化疗巩固，后行自体造血干细胞移植。

3）无条件移植者予以标准剂量化疗巩固（6 疗程）。

4）无条件进行染色体核型等检查、无法进行危险度分组者

参考预后中等细胞遗传学或分子异常组患者治疗。若诊断时白细胞计数≥100×10⁹/L，则按预后不良组治疗。

4. 诱导治疗失败患者的选择

（1）标准剂量 Ara－C 诱导治疗组 ①临床研究；②大

剂量 Ara – C 为基础的方案（FLAG，Ara – C 联合 IDA 或 DNR 或蒽醌类药物等）或大剂量 Ara – C 再诱导；③二线方案再诱导治疗：如含 G – CSF 的预激方案（低白细胞计数者）等；④配型相合的异基因造血干细胞移植（二线方案达 CR 后再移植或直接移植）；⑤支持治疗。

（2）大剂量 Ara – C 诱导治疗组　①临床研究；②异基因造血干细胞移植（二线方案达 CR 后再移植或直接移植）；③二线方案再诱导治疗：如含 G – CSF 的预激方案（低白细胞计数者）等；④支持治疗。

（二）年龄小于 60 岁，有前驱血液病史或治疗相关性 AML 患者的化疗

1. 诱导缓解治疗

（1）常规诱导缓解方案（均可能需 2 个疗程）　①蒽环（包括 IDA、DNR 等）或蒽醌类药物联合标准剂量 Ara – C（即 3 +7 方案）；② HHT 联合标准剂量 Ara – C 的方案（HA）；③HA + 蒽环类药物组成的方案，如 HAD（HA + DNR）、HAA（HA + Acla）等。

（2）异基因造血干细胞移植

2. 完全缓解后治疗

（1）异基因造血干细胞移植（可以在适当巩固治疗后）

（2）无供体的患者　①临床研究；②2 ~3 疗程大剂量 Ara – C 或大剂量 Ara – C 为基础的方案（与蒽环/蒽醌类、氟达拉滨等联用）或 3 ~4 疗程标准剂量巩固治疗后，行自体造血干细胞移植；③无移植条件者行标准剂量巩固治疗（Ara – C 联合蒽环/蒽醌类、HHT、鬼臼类等）。

（3）诱导治疗失败者　参考无前驱血液病史患者的治疗策略处理。

（三）年龄大于 60 岁的 AML 患者

1. 年龄 60 ~75 岁患者的诱导缓解治疗

（1）临床一般情况较好（PS≤2）　①标准剂量 AraC 联

合 IDA 或 DNR 或 Mitox（即 7 + 3 方案,可能需 2 个疗程）；②标准剂量 AraC 联合 HHT 的方案（HA）；③小剂量化疗 ± G-CSF（如小剂量 AraC 为基础的方案——CAG、CHG、CMG 等）。

（2）临床一般情况较差（PS > 2）　①临床研究；②小剂量化疗 ± G-CSF（如小剂量 AraC 为基础的方案——CAG、CHG、CMG 等，或口服羟基脲控制白细胞计数）；③支持治疗。

2. 年龄≥75 岁或有严重非血液学合并症患者的治疗

①支持治疗；②小剂量化疗 ± G-CSF（如小剂量 AraC 为基础的方案或口服羟基脲控制白细胞计数）。

3. 诱导治疗后骨髓情况监测及对策

（1）化疗后第 7～14 天复查骨髓

1）骨髓仍存在明显的残留白血病细胞（≥10%）：①按诱导失败对待；②最好的支持治疗。

2）残留白血病细胞 <10%，但无增生低下：①标准剂量 AraC 加蒽环类（IDA 或 DNR）、蒽醌类、高三尖杉酯碱等药物。②有供体的患者可以行减低预处理剂量的异基因造血干细胞移植。③等待恢复。

3）增生低下，残留白血病细胞 <10% 时：等待恢复。

（2）化疗后第 21～28 天复查骨髓象、血象　①完全缓解，进入缓解后治疗。②白血病细胞比例下降不足 60% 的患者，按诱导失败对待。③未达完全缓解，但白血病细胞比例下降超过 60% 的患者，可重复原方案一疗程。④增生低下，残留白血病细胞 <10% 时，等待恢复；残留白血病细胞≥10% 时，按诱导治疗失败对待。

4. 完全缓解后的治疗选择

（1）临床研究。

（2）标准剂量 Ara-C 为基础的方案巩固强化 2～4 疗程。

（3）年龄 <70 岁，一般状况良好、肾功能正常（肌酐

清除率≥70ml/min)、正常或预后较好的核型患者可接受 AraC 1~2g/(m² · d)×(4~6)个剂量，1~2 疗程。后改为标准剂量方案治疗，总的缓解后治疗周期 2~4 疗程。

（4）减低预处理剂量的异基因造血干细胞移植。

5. 诱导治疗失败患者的治疗

（1）临床试验。

（2）减低预处理剂量的异基因造血干细胞移植。

（3）二线方案再诱导治疗，如含 G－CSF 的预激方案（低白细胞计数者）等。

（4）支持治疗。

（四）AML 患者中枢神经系统白血病（CNSL）的诊断、预防和治疗

AML 患者 CNSL 的发生率远低于 ALL，一般不到 3%。参考 NCCN（美国肿瘤综合网）的意见，不建议在诊断时即对无症状的患者行腰穿检查。有头痛、精神错乱、感觉改变的患者应先行放射学检查，排除神经系统出血或感染。这些症状也可能是由于白细胞淤滞引起，可通过白细胞分离等降低白细胞计数的措施解决。若体征不清楚、无颅内出血的证据，可在纠正出凝血紊乱和血小板支持的情况下行腰穿。脑脊液中发现白血病细胞者，应在全身化疗的同时鞘注 Ara－C 和甲氨蝶呤。若症状持续存在，脑脊液无异常，应复查。已达完全缓解的患者，尤其 WBC≥100×10⁹/L，或单核细胞白血病（M4 和 M5）、t(8；21)/AML1－ETO 白血病患者，建议至少行腰穿、鞘注一次，以进行 CNSL 的筛查。

1. 诊断时有症状、腰穿阳性者

（1）无局部神经损伤　鞘注化疗药物，2 次/周，直至脑脊液正常，以后每周 1 次×（4~6）周。

（2）有局部神经损伤和（或）放射线检查发现引起神经病变的绿色瘤，主张放射治疗。然后，鞘注化疗药物，2 次/周，直至脑脊液正常，以后每周 1 次×（4~6）周。

2. 诊断时有症状、腰穿阴性者

观察。若症状持续存在，则再次腰穿检查。

3. CR1 后腰穿筛查阳性、无神经系统症状者

鞘注化疗药物，2 次/周，直至脑脊液正常。若患者接受 HD－AraC 治疗，治疗后也应配合腰穿、鞘注，至脑脊液恢复正常。

4. CR1 后腰穿筛查阴性、无神经系统症状

WBC≥100×$10^9$/L，或单核细胞白血病（M4 和 M5）、t(8;21)/AML－ETO 白血病患者，腰穿鞘注共 4～6 次（采用大剂量 Ara－C 治疗者可以减少腰穿次数）。其余患者不再特别强调腰穿、鞘注的次数；以后出现神经系统症状者应再次腰穿。

### 三、急性早幼粒细胞白血病

#### （一）急性早幼粒细胞白血病（APL）诱导治疗

1. 常规的诱导缓解方案

（1）能耐受蒽环类为基础化疗者

1）低危组（诱导前外周血 WBC＜10×$10^9$/L）：①全反式维甲酸（ATRA）＋IDA 或 DNR＋三氧化二砷（ATO）；②ATRA＋IDA 或 DNR。

2）高危组（诱导前外周血白细胞≥10×$10^9$/L）：①ATRA＋ATO＋IDA 或 DNR；②ATRA＋IDA；③ATRA＋DNR±Ara－C。

（2）不能耐受以蒽环类为基础化疗者　ATRA＋ATO。

（3）药物剂量和方法

ATRA 20mg/(m$^2$·d)，口服至血液学完全缓解；ATO 0.16mg/(kg·d)，静脉注射，连用 28d。

2. 诱导阶段评估

ATRA 的诱导分化作用可以维持较长时间，在诱导治疗后较早地评价骨髓可能不反应实际情况。因此，骨髓评

价一般在第 4 ~ 6 周、血细胞计数恢复后进行，此时，细胞遗传学一般正常，分子学缓解一般在巩固两疗程后判断。

（二）APL 初始诱导失败患者的治疗

1. ATRA + 蒽环类药物诱导失败者

（1）三氧化二砷再诱导；

（2）异基因造血干细胞移植。

2. ATRA + 砷剂 + 蒽环类药物诱导失败者

（1）加入临床试验；

（2）异基因造血干细胞移植。

3. 不能耐受化疗以 ATRA + 砷剂诱导失败者

（1）加入临床试验；

（2）异基因造血干细胞移植。

（三）APL 完全缓解后的巩固治疗

巩固治疗的目标是获得分子生物学缓解（定性或定量 PCR 转阴），巩固治疗方案建议依据危险分层进行：高危组患者（包括白细胞 $> 10 \times 10^9/L$ 或 FLT3 – ITD 阳性），低危组患者（白细胞 $\leqslant 10 \times 10^9/L$）。

1. ATRA + 蒽环类药物达完全缓解者

（1）低危组　ATRA + IDA 8mg/（$m^2 \cdot d$）或 DNR 60mg/（$m^2 \cdot d$）× 3d，共 2 个疗程。

（2）高危组　①ATRA + IDA 8mg/（$m^2 \cdot d$），或 DNR 60mg/（$m^2 \cdot d$）× 3d + Ara – C100mg/（$m^2 \cdot d$）× 7d，共 2 个疗程；② ATRA + HHT 2mg/（$m^2 \cdot d$）× 3d + Ara – C 1g/$m^2$，q12h × 3d，共 1 个疗程。

以上方案，每一疗程：ATRA 20mg/（$m^2 \cdot d$），口服 14 天。

2. 不能耐受化疗以 ATRA + 砷剂达完全缓解者

ATRA + 砷剂巩固治疗 6 个疗程。巩固治疗结束后采用定性或定量 PCR 方法检测患者骨髓细胞的融合基因（主要是 PML – RAR），证实是否达到分子水平缓解。融合基因阴性者则进入维持治疗阶段。融合基因转阳性者，4 周内复查核实，阴性者进入维持治疗阶段；确实阳性者，按复发处理。

（四）APL 完全缓解患者的维持治疗

1. 低危组

ATRA 20mg/（m² · d）×14d，间歇 14d（第 1 个月），ATO 0. 16mg/（kg · d）×14d，间歇 14d 后同等剂量 ×14d（第 2 ~3 个月），完成 5 个循环周期。

2. 高危组

ATRA 20mg/（m² · d）×14d，间歇 14d（第 1 个月），ATO 0. 16mg/（kg · d）×14d，间歇 14d 后同等剂量 ×14d（第 2 ~3 个月），MTX 15mg/（m² · 周）×4 周，或者 6 – MP 50mg/（m² · d）×28d（第 3 个月），完成 5 个循环周期。

2 年内每 3 个月采用 PCR 方法检测患者骨髓细胞的融合基因。融合基因持续阴性者，继续维持治疗。融合基因转阳性者，4 周内复查核实。阴性者，继续维持治疗；确实阳性者，按复发处理。

（五）维持治疗后患者随访

完成治疗后的患者第一年建议每 3 ~6 个月进行融合基因监测，第二年及以后可渐变为每 6 ~ 12 个月。融合基因持续阴性者，继续观察。融合基因转阳性者，4 周内复查核实，阴性者进入维持治疗阶段，确实阳性者按复发处理。对于长期生存患者应关注治疗药物包括蒽环类和砷剂的长期毒性反应随访，包括心脏毒性和第二肿瘤等。

（六）首次复发 APL 患者的治疗

一般采用砷剂 ± ATRA 进行再诱导治疗。

1. 达二次缓解（细胞形态学）者进行融合基因检测

（1）融合基因阴性者 ①行自体造血干细胞移植；②或砷剂巩固（不适合移植者）6 个疗程。

（2）融合基因阳性者 ①异基因造血干细胞移植；②加入临床试验。

强烈建议二次缓解的患者行鞘内注射，从而预防中枢神经的侵犯。

2. 再诱导未缓解者

可加入临床试验，或行异基因造血干细胞移植。

## （七）支持治疗

1. 临床凝血功能障碍和明显出血

输注血小板维持在 $\geq 10 \times 10^9/L$，输注冷沉淀和冰冻血浆维持 FIB $> 1.5g/L$，PT 和 APTT 值接近正常。每日监测 DIC 直至凝血功能正常。

2. 对高白细胞的 APL 患者，除危及机生命的情况下，白细胞分离术一般不推荐。

3. APL 分化综合征

警惕分化综合征的发生（通常在初诊或复发时，与白细胞 $> 10 \times 10^9/L$ 并持续增长相关。表现为发热、气促、低氧血症、胸膜或心包周围渗出）。应密切关注容量负载和肺状态。尽快使用地塞米松（10mg，每天 2 次，大于 2 周），直至低氧血症解除后才考虑停用 ATRA。

4. 亚砷酸毒副反应的监测

（1）治疗前　心电图评估 QTc 间期延长；血电解质（$Ca^{2+}$，$K^+$，$Mg^{2+}$）和肌酐。

（2）治疗期间　维持钾、镁离子水平，重新评估患者绝对 QTc 间期 $> 500$ ms。

5. 不推荐使用髓系生长刺激因子。

6. 中枢神经系统白血病（CNSL）的预防

诊断时为低危组（诱导前外周血 WBC $< 10 \times 10^9/L$）患者，应进行 3 次预防性鞘内治疗。诊断时为高危组（诱导前外周血白细胞 $\geq 10 \times 10^9/L$）患者或复发患者，因发生 CNSL 的风险增加，对这些患者应进行 6 次预防性鞘内治疗。

（八）蒽环类化疗毒性监测

注意蒽环类药物累积毒性，尤其是高危和老年患者。

## 四、急性淋巴细胞白血病

（一）Ph 阴性急性淋巴细胞白血病治疗方案

1. 预治疗

如果 WBC ≥ $50 \times 10^9$/L，或者肝脾、淋巴结肿大明显，则使用预治疗，以防止肿瘤溶解综合征：强的松（泼尼松）60mg/d，第 $-1 \sim -3$ 天，环磷酰胺（CTX）200mg/($m^2 \cdot$ d），静脉滴注，第 $-1 \sim -3$ 天。

2. 诱导治疗

采用 VDCLP 方案。

血象恢复后（白细胞 ≥ $1 \times 10^9$/L，血小板 ≥ $50 \times 10^9$/L）进行鞘内三联注射，每次间隔至少 3 天（液体量不足时用生理盐水补充。第一次腰穿时，建议用流式细胞术进行白血病细胞分析；以后的腰穿中，若发现脑脊液蛋白等的增高或临床有神经系统症状，怀疑中枢神经系统白血病的可能时应及时采用流式分析脑脊液）。有移植指征者，行HLA 配型，寻找骨髓供体。

3. 早期巩固强化治疗

（1）CAM（T）方案，血象恢复后，进行三联鞘内注射。

（2）大剂量 MTX + VD 方案。

（3）MA 方案，血象恢复后，进行三联鞘内注射。

（4）治疗分层　高危患者，有同胞相合、半相合或无关供体者，行异基因干细胞移植。无供体的患者继续以下治疗。

4. 中枢神经系统白血病预防治疗

18 岁以上的高危组患者一般应考虑进行颅脑分次（10 ~ 12 次）照射，总量 18 ~ 20Gy；有中枢神经系统白血病（CNSL）的证据者照射剂量为 24Gy，照射野为颅脑 + 脊髓。标危组患者可以酌情进行。18 岁以下的患者，未诊断

CNSL 时可以不进行头颅放疗。放疗期间可给予强的松口服或 VP（VCR + 强的松）方案维持。已行颅脑照射的患者，若无 CNSL 的证据则半年内不进行鞘注治疗。

5. 晚期强化

（1）VDLP 方案（再诱导治疗）　血象恢复后，进行三联鞘内注射。

（2）COATD 方案　血象恢复，进行鞘内注射；分层治疗：无合适供体的高危组患者、标危组患者可以考虑进行自体干细胞移植。无移植条件的患者继续以下治疗。

（3）大剂量 MTX + L – ASP 方案。

（4）TA 方案（VM26 + Ara – C）　血象恢复后，进行鞘内注射。

6. 维持治疗

每月 1 个疗程，直至缓解后 3 年。每 6 个月给予强化治疗 1 次；维持治疗期间尽量保证 3 个月复查一次。

方法：6 – MP 60mg/（m$^2$ · d），口服，第 1 ~ 7 天；MTX 20mg/（m$^2$ · d），口服，第 8 天。

（二）Ph 阳性急性淋巴细胞白血病治疗

1. 预治疗

如果 WBC ≥ 50 × 10$^9$/L，或者肝、脾、淋巴结肿大明显，则进行预治疗，以防止肿瘤溶解综合征的发生。方法同 Ph 阴性急性淋巴细胞白血病。

2. 诱导治疗

采用 VDCLP 方案。

血象恢复后（白细胞 ≥ 1 × 10$^9$/L，血小板 ≥ 50 × 10$^9$/L）进行鞘内三联注射，每次间隔至少 3 天。若发现脑脊液蛋白增高或临床有神经系统症状，怀疑中枢神经系统白血病的可能时应及时采用流式分析脑脊液。

在诱导治疗的第 2 周行骨髓穿刺，根据骨髓结果进行分层。Ph/BCR – ABL 阳性患者进入 Ph$^+$ ALL 治疗系列，自第 15 天开始加用格列卫，并尽量持续应用至维持治疗结束（无条件应用格列卫的患者可按一般 ALL 的治疗方案进行，维持治疗改为干扰素）。

格列卫起始剂量 400mg/d，并持续应用。若粒细胞缺乏，可以临时停药，以减少患者的风险。

于诱导化疗结束时（约为治疗的第 4 周左右）复查骨髓和细胞遗传学、BCR - ABL 融合基因。有干细胞移植条件者，行 HLA 配型，寻找骨髓供体。

3. 早期巩固强化治疗

（1）CAM（T）M 方案　血象恢复后进行三联鞘内注射。

（2）大剂量 MTX 方案±VD　服用格列卫者可不予 VD 方案。

（3）MA 方案　血象恢复后，进行三联鞘内注射。

已找到骨髓供体，准备行干细胞移植者，格列卫持续口服至行造血干细胞移植。在治疗过程中，每疗程均监测 BCR - ABL 融合基因水平，有继续下降趋势的可在完成 3 个疗程的强化治疗后行干细胞移植。若融合基因表达呈上升趋势则直接进行移植。

骨髓植活后（如移植后 1 个月）复查染色体核型和 BCR - ABL 融合基因。若融合基因连续 3 次为零（阴性），则不再应用格列卫。否则，予格列卫口服（400mg/d）（至融合基因转阴性，连续复查 2 次阴性，每 2 个月一次）。

无供体、无条件或其他原因不能行干细胞移植治疗者，继续接受巩固强化化疗和格列卫的联合治疗。

4. CNS 白血病预防治疗

同 Ph 阴性急性淋巴细胞白血病。

5. 晚期强化

（1）COATD 方案　血象恢复后，进行三联鞘内注射。

（2）VDCD 方案　血象恢复后，进行三联鞘内注射。

分子学阴性的患者可选择 ABMT，ABMT 后的患者可予

第四章　疾病的诊断与治疗

继续格列卫（无条件者用干扰素）维持治疗，不再进行以下两疗程治疗。

（3）大剂量 MTX 方案±VD　服用格列卫者可不予 VD 方案。血象恢复后，进行三联鞘内注射。

（4）TA 方案　血象恢复后，进行三联鞘内注射。

6. 维持治疗（不能应用格列卫作为维持治疗者）

采用干扰素维持治疗，300 万 U/次，1 次/隔日，至缓解后 3 年。

疗效观察指标：定期查血常规、骨髓象、染色体核型[t(9;22)]和（或）融合基因（BCR - ABL），维持治疗期间应尽量保证 3 个月复查一次。

（梁　蓉　张　涛）

# 慢性髓细胞白血病

慢性髓细胞白血病（CML），又称慢性粒细胞白血病，简称慢粒，是骨髓造血干细胞克隆性增殖形成的恶性血液系统肿瘤，病变累及髓系细胞，外周血表现粒细胞显著增生并有不成熟性，存在 Ph 染色体和 BCR - ABL 融合基因。

## 一、临床特征

各年龄阶段皆可发病，以中年最多见，男性略大于女性。自然病程可分为三期，慢性期（稳定期）、加速期（活动期）和急变期。

### 1. 慢性期

起病缓慢，常无自觉症状。少数可有乏力、低热、多汗盗汗、体重减轻等高代谢症候群。病人可因偶尔发现血象异常或脾大而被确诊。脾大较为突出，就医时可达脐或脐以下。治疗后病情缓解时，脾往往缩小，但病变发展会再度肿大。部分病人有胸骨中下段压痛。白细胞极度增高时（如 $>200 \times 10^9/L$）可发生"白细胞淤滞症"，表现为呼吸窘迫、头晕、语言不清、中枢神经系统出血、阴茎异常勃起等。慢性期一般为 1 ~ 4 年，以后逐渐进入加速期，以至急变期。

2. 加速期

病人常有发热、虚弱、体重下降，脾进行性肿大，胸骨和骨骼疼痛，出现贫血和出血。此期可维持几个月到数年。

3. 急变期

为慢粒的终末期，表现与急性白血病类似。多数为急粒变，20% ~ 30% 为急淋变，偶有单核细胞、巨核细胞及红细胞等类型的急性变。急变患者预后极差，往往在数月内死亡。

## 二、实验室检查

1. 血象

白细胞计数明显增高，常超过 $20 \times 10^9/L$，可达 $100 \times 10^9/L$ 以上。血片中可见各阶段粒细胞，以中性中幼、晚幼和杆状核粒细胞居多。原始粒细胞一般为 1% ~ 3%，不超过 10%。嗜酸、嗜碱粒细胞增多，后者有助于诊断。疾病早期血小板多在正常水平，部分病人增多。晚期血小板渐减少，并可出现贫血。

2. 骨髓象

增生明显或极度活跃，以粒系为主，粒:红比例可增至（10 ~ 50）:1，中性中幼、晚幼及杆状粒细胞明显增多。原粒细胞不超过 10%。嗜酸、嗜碱粒细胞增多。红系细胞相对减少。巨核细胞正常或增多，晚期减少。NAP 活性减低或呈阴性反应。治疗有效时 NAP 活性可以恢复，疾病复发时又下降，合并细菌性感染时可稍升高。骨髓活检显示有髓系细胞及前体细胞增生明显或极度活跃，部分患者合并骨髓纤维化。

### 3. 细胞遗传学及分子生物学

染色体核型分析及 FISH 检测发现，90% 以上的患者出现 Ph 染色体，其上存在 bcr/abl 融合基因。采用 RT-PCP 检测，可更加敏感地发现 bcr/abl 融合基因。对大部分 Ph 染色体阴性患者进行 RT-PCP 检测，可证实 bcr/abl 融合基因的存在，弥补染色体核型分析及 FISH 检测的不足，为诊断提供依据。PCR 检查 bcr/abl，也有助于微小残留病灶的检测。

慢粒急变过程中，尚可有其他染色体畸变，例如 +8、额外的 Ph 染色体或 17 号染色体长臂的等臂染色体等。

### 4. 血液生化

血清及尿中尿酸浓度增高。血清维生素 $B_{12}$ 浓度及维生素 $B_{12}$ 结合力显著增加，且与白血病细胞增多程度呈正比。

## 三、诊断和分期标准

有不明原因的白细胞持续增高，根据典型的血象、骨髓象改变，以及 Ph 染色体阳性和（或）bcr/abl 融合基因阳性即可做出诊断。

### 1. 慢性期

白细胞计数明显增高，常超过 $20 \times 10^9/L$，可达 $100 \times 10^9/L$ 以上。血片中性粒细胞显著增多，多见中性中幼、晚幼和杆状核粒细胞。原始细胞一般为 1% ~ 3%，不超过 10%。嗜酸、嗜碱粒细胞增多。部分病人血小板增多。可出现贫血。

### 2. 加速期

常有发热、虚弱、消瘦，脾进行性肿大，胸骨和骨骼疼痛，出现贫血和出血。对此前有效的药物无效。外周血或骨髓原始细胞 >10%，外周血嗜碱粒细胞 >20%。不明原因的血小板进行性减少或增高，除 Ph 染色体外又出现其他染色体异常，骨髓中胶原纤维组织显著增生。

### 3. 急变期

为 CML 的终末期。临床与急性白血病类似，可有髓外浸润表现。有下列一项或几项异常：①骨髓或外周血中原始细胞（Ⅰ型＋Ⅱ型）或原始淋巴＋幼稚淋巴或原始单核＋幼稚单核细胞≥20％；②外周血中原始粒细胞＋早幼粒细胞＞30％；③骨髓中原始粒＋早幼粒细胞＞50％；④出现髓外原始细胞浸润的病理证据。

## 四、治疗原则

治疗的主要目标是达到细胞遗传学甚至分子生物学缓解、预防疾病进展、延长生存期、提高生活质量和治愈疾病。目前，异基因造血干细胞移植（allo－HSCT）是唯一有望治愈 CML 的方法，而伊马替尼的应用使移植的一线治疗地位受到挑战。

在 CML 的治疗中应该在详细评估患者的全面情况后，向其推荐优势选择，参考患者意愿，进行下一步治疗。病情危险度评估采用 Sokal 评分。移植前危险度评分采用 EMBT（欧洲血液和骨髓移植组）风险评估积分系统（表4－3）。

**表4－3　CML 移植前危险度评估——EMBT 评分系统**

| 积分 | 0 | 1 | 2 |
|---|---|---|---|
| 病期 | CP1 | AP | BP/BC，≥CP2 |
| 患者年龄（岁） | ＜20 | 20～40 | ＞40 |
| 从诊断到移植间隔月数 | ≤12 | ＞12 | |
| 患者/供者性别 | 其他 | 男/女 | |
| HLA 相合供者来自 | 同胞 | 无血缘 | |

危险度判断：累积各个危险因素积分，分为3组：低危（0～2分），中危（3～4分），高危（≥5分）。BP/BC：急变期；AP：加速期；CP：慢性期。

（一）慢性期治疗

1. 起始治疗

首选的一线治疗方案为伊马替尼 400～600mg/d，每日

1 次。

2. Sokal 评分高危而移植风险较低的 CML 慢性期患者治疗

如果有 HLA 相合同胞供者，可以选择一线 allo – HSCT 治疗；HLA 不相合者不推荐造血干细胞移植，因经济原因或者患者强烈意愿选择移植时可考虑移植。

3. 因各种原因（如经济原因）不能应用伊马替尼治疗的慢性期患者治疗

（1）α – 干扰素（3 ~ 5）× $10^6$ U/（$m^2$ · d）± 阿糖胞苷 15 ~ 20mg/（$m^2$ · d），每月 7 ~ 10 天。

（2）羟基脲，0.5 ~ 1.0，2 ~ 3/d。

（3）高三尖杉酯碱，2.5mg/（$m^2$ · d）。

（二）CML 加速期或急变期患者治疗

1. 应用伊马替尼 600 ~ 800mg/d。

如果经伊马替尼治疗疾病恢复到慢性期，可继续应用伊马替尼。如果有合适的造血干细胞供者来源，应及早行 allo – HSCT。

2. 换用 2 代酪氨酸激酶抑制剂，如尼洛替尼。

3. 因各种原因（如经济原因）不能应用伊马替尼治疗的急变期期患者，分别用急性淋巴细胞白血病或急性髓性白血病的诱导化疗方案。

## 五、疗效标准

采用 NCCN（美国肿瘤综合网）标准。

1. 血液学缓解

（1）完全血液学缓解　达到以下标准：①外周血细胞计数完全正常，白细胞计数 < 10 × $10^9$/L，血小板计数 < 450 × $10^9$/L。②外周血无幼稚细胞，如原粒、早幼粒细胞和中幼粒细胞，嗜碱性粒细胞 < 5%。③骨髓中原始细胞 < 5%。④无症状和阳性体征，脾不可触及。

（2）部分血液学缓解　基本同完全血液学缓解，以下几点除外：①外周血有不成熟细胞；②血小板数较治疗前下降 50% 以上，但仍 $< 450 \times 10^9/L$；③脾较治疗前缩小 50% 以上，但仍持续肿大。

2. 遗传学缓解（至少检测 20 个中期分裂相）

（1）完全遗传学缓解　骨髓 Ph 染色体 = 0。

（2）部分遗传学缓解　Ph = 1% ~ 34%。

（3）次要遗传学缓解　Ph = 34% ~ 64%。

（4）微小遗传学缓解　Ph = 65% ~ 95%。

3. 分子学反应

（1）完全分子学反应　定量 PCR 未测出 BCR - ABLmRNA。

（2）主要分子学反应　定量 PCR ≤ 0.10（或较治疗前 BCR - ABLmRNA 转录本基线值下降 ≥ 3log）。

## 六、预后

慢粒患者中位生存期约 39 ~ 47 个月。5 年生存率 25% ~ 50%，个别可生存 10 ~ 20 年。伊马替尼的使用明显延长了患者的生存期。

（张　涛）

# 慢性淋巴细胞白血病

慢性淋巴细胞白血病/小淋巴细胞淋巴瘤（CLL/SLL）是一种以单克隆、成熟小淋巴细胞在外周血、骨髓和淋巴组织聚集为特征，并产生相应临床症状的慢性 B 淋巴细胞增殖性肿瘤。

CLL 和 SLL 本质上是同一种疾病，因主要累及部位不同而具有不同的表现形式。CLL 多为外周血和骨髓异常淋巴细胞浸润的白血病样表现，而 SLL 多为淋巴结、器官肿大的淋巴瘤样表现。CLL 仅为 B 细胞疾病，以前所谓的 T - CLL 目前归为 T 细胞幼淋细胞白血病（PLL）。CLL 在欧美各国较为常见，而在我国发病率低，约占白血病总数的 5% 以下，发病时 90% 以上的患者年龄在 50 岁以上，30 岁以下罕见，男女比例在 2:1 以上。CLL 患者的预后呈高度异质性，中位生存期 7~10 年。

## 一、临床及实验室特点

1. 早期常无自觉症状，多在体检时才被发现，随着病情进展出现疲倦、乏力、感染，伴淋巴结、肝、脾肿大。患者可出现自身免疫性疾病的临床症状和实验室异常，主要局限在血液系统，如表现为自身免疫性溶血性贫血、血小板减少等，部分患者还可发生纯红再障。

2. 血象

CLL 最突出的变化是白细胞增多，以成熟的小淋巴细胞为主。CLL 确诊时或临床发病过程中，若出现幼淋样细胞增多，常提示疾病的进展。在疾病诊断时，不一定出现贫血和血小板减少。

3. 骨髓象

增生活跃至极度活跃，以成熟淋巴细胞增生明显，比例占 30% 以上，原、幼稚淋巴细胞 <10%，红系、粒系相对减少，巨核细胞正常或减少。

4. 淋巴结活检

淋巴结累及时表现为肿瘤性小淋巴细胞弥漫浸润，其间散在分布一些由幼淋巴细胞和副免疫母细胞组成的界限不清的区域，称为假滤泡结构或增殖中心。肿瘤性小淋巴细胞比正常小淋巴细胞稍大，核圆或稍不规则，染色质凝块状，偶见单个小核仁。少数病例小淋巴细胞的核不规则，易与套细胞淋巴瘤混淆。部分病例瘤细胞有浆细胞样分化，

cIgM 阳性。

## 二、诊断

### （一）诊断标准

**1. 慢性淋巴细胞白血病**

（1）CLL 诊断的最低要求是持续性（3 个月）的外周血 B 淋巴细胞 $\geqslant 5 \times 10^9/L$。若外周血 B 细胞 $< 5 \times 10^9/L$，同时伴有骨髓浸润所致血细胞减少或疾病相关症状，且 B 细胞的克隆性经过流式细胞术确认者也诊断为 CLL。

（2）外周血涂片特征为成熟小淋巴细胞，可混有大而不典型的细胞、分裂细胞，幼淋细胞比例不超过 55%。如果外周血幼淋细胞在淋巴细胞中的比例 $\geqslant 55\%$，则诊断为 PLL。对于外周血存在克隆性 B 细胞，但 B 细胞数 $< 5 \times 10^9/L$，同时不伴有淋巴结肿大（$< 1.5\text{cm}$）和器官肿大、血细胞减少和其他疾病相关症状的患者，诊断为单克隆 B 淋巴细胞增多症（MBL）。

（3）典型免疫表型　CD5（+）、CD10（-）、CD19（+）、FMC7（-）CD23（+）、CD43（+/-）、CCND1（-）、表面免疫球蛋白（sIg）、CD20、CD22 及 CD79b 弱表达。白血病细胞限制性表达 κ 或 λ 轻链。

根据表 4-4 所列免疫表型积分判断标准，典型 CLL 的积分为 4～5，而其他 B 淋巴细胞增殖性疾病大多为 0～2 分。积分为 3 分时应结合 Cyclin D1、荧光原位杂交（FISH）等检查结果。

表 4-4　诊断 CLL 的免疫表型积分系统

| 免疫标志 | 积分 | |
|---|---|---|
| | 1 | 0 |
| CD5 | 阳性 | 阴性 |
| CD23 | 阳性 | 阴性 |

续 表

| 免疫标志 | 积分 | |
| --- | --- | --- |
| | 1 | 0 |
| FMC7 | 阴性 | 阳性 |
| sIg | 弱阳性 | 中等/强阳性 |
| CD22/CD79b | 弱阳性/阴性 | 中等/强阳性 |

2. 小淋巴细胞淋巴瘤的诊断

小淋巴细胞淋巴瘤诊断需符合：①淋巴结肿大和（或）脾脏肿大；②无骨髓浸润所致血细胞减少；③外周血 B 淋巴细胞 $<5 \times 10^9$/L；④典型的免疫表型（同 CLL）。同时尽可能组织病理学证实。

3. 单克隆 B 淋巴细胞增多症

单克隆 B 淋巴细胞增多症是指外周血存在低水平的单克隆 B 淋巴细胞。诊断标准：①B 淋巴细胞克隆性异常（κ:λ $>3:1$ 或者 $<0.3:1$）；②外周血 B 淋巴细胞 $<5 \times 10^9$/L；③无肝脾及淋巴结肿大（所有淋巴结小于 1.5cm）；④无贫血及血小板减少；⑤无淋巴系统增生性疾病的其他症状。根据免疫表型分为 CD5 + MBL（CLL 样表型）及 CD5 − MBL（非 CLL 样表型）。

（二）分期及预后

临床上常采用 Rai 和 Binet 临床分期系统（表 4 − 5，4 − 6）。NCCN 推荐对初诊 CLL 利用细胞遗传学技术（常规核型分析或 FISH）检测 t(11;14)、t(11q;v)、+ 12、del(11q)、del(13q)、del(17p)等染色体异常。大约 80% 的 CLL 患者存在染色体异常，CLL 疾病发展过程中可能获得新的遗传学异常。单纯 del(13q) 的 CLL 患者预后较好，染色体正常和 + 12 预后中等，而伴 del(11q) 或 del(17p) 的患者预后差，特别是 del(17p) 患者预后最差。IgHV 突变的患者预后明显好于无突变患者，VH3–21 基因是独立于 IgHV 突变状态的不良预后标记。CD38( >30% )和 ZAP70 ( >20% )高表达亦是 CLL 预后的不良因素。

**表 4 - 5　CLL 的 Rai 临床分期系统**

| 分期 | 改良分期 | 临床特点 | 中位生存期（年） |
|------|---------|---------|----------------|
| 0 | 低危 | 淋巴细胞增多 | >10 |
| I | 中危 | 淋巴细胞增多 + 淋巴结肿大 | 7 ~ 9 |
| II | 中危 | 淋巴细胞增多 + 脾大 | 7 ~ 9 |
| III | 高危 | 淋巴细胞增多 + Hb < 110g/L | 1.5 ~ 5 |
| IV | 高危 | 淋巴细胞增多 + BPC < $100 \times 10^9$/L | 1.5 ~ 5 |

**表 4 - 6　CLL 的 Binet 临床分期系统**

| 分期 | 临床特点 | 中位生存期（年） |
|------|---------|----------------|
| A | 淋巴细胞增多 + < 3 个区域的淋巴组织肿大 | >10 |
| B | 淋巴细胞增多 + ≥3 个区域的淋巴组织肿大 | 7 |
| C | Hb < 100g/L 和（或）BPC < $100 \times 10^9$/L | 5 |

注：5 个淋巴组织区域包括头颈部、腋下、腹股沟（单侧或双侧均计为 1 个区域）、肝和脾。A：低危；B：中危；C：高危

（三）鉴别诊断

根据以上诊断标准，典型 CLL 容易诊断。但当形态学、免疫表型不典型时，需排除以成熟淋巴细胞克隆性增生为表现的其他 B - LPD。其中毛细胞白血病（HCL）和 PLL 由于其特异的形态特点、临床特征及免疫表型，鉴别较容易，但对于套细胞淋巴瘤（MCL）、边缘区淋巴瘤（MZL）、滤泡淋巴瘤（FL）等小淋巴细胞淋巴瘤的白血病期则需要谨慎鉴别。按照免疫分型分析，B 淋巴细胞增殖性疾病（B - LPD）的鉴别如图 4 - 1。

CD5 + B - LPD：主要是 CLL 与 MCL 鉴别，Cyclin D1、特别是 t(11;14)(q13;q32) 最具鉴别诊断价值，Cyclin D1 或 t(11;14) 阳性则诊断为 MCL；细胞核 Soxl1 阳性则是 MCL 的特异标志，特别是对于诊断 Cyclin D1 或 t(11;14) 阴性 MCL 具有重要价值。

CD5 - B - LPD：主要是 CD5-CLL 与脾边缘区淋巴瘤（SMZL）的鉴别。

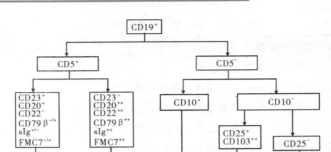

图 4 - 1　B 淋巴增殖性疾病的免疫表型鉴别诊断

## 三、治疗

### （一）康复措施

注意预防病毒性感染，勿接种活疫苗。

### （二）一般治疗

CLL 患者免疫力低下，易感染，化疗期间可预防性口服抗微生物制剂；使用利妥昔单抗时需检测 HBVDNA；反复感染者，检测血清 IgG，如低于正常，可每月给予静脉丙种球蛋白 0.3 ~ 0.5g/kg 一次。

### （三）药物治疗

CLL 早期（无症状的 Binet A 和 B 及 Rai 分期的 0、I、II 期）患者无需治疗，每 2 ~ 3 个月随访 1 次；进展期（有症状的 Binet A 和 B 及 Rai 分期的 0、I、II 期，Binet C 及 Rai 分期的 III、IV 期）患者需要治疗。

1. 治疗指征

通常诊断 CLL 后至少满足以下一个条件时开始治疗。

（1）进行性骨髓衰竭的证据，表现为贫血和（或）血小板减少进展或恶化。

（2）巨脾（左肋缘下 > 6cm）或进行性或有症状的脾肿大。

（3）巨块型淋巴结肿大（最长直径 > 10cm）或进行性

或有症状的淋巴结肿大。

（4）进行性淋巴细胞增多，如 2 个月内增多 > 50%，或淋巴细胞倍增时间（LDT） < 6 个月。当初始淋巴细胞 $< 30 \times 10^9/L$ 时，不能单凭 LDT 作为治疗指征。

（5）淋巴细胞数 $> 200 \times 10^9/L$ 或存在白细胞淤滞症状。

（6）自身免疫性贫血和（或）血小板减少对皮质类固醇或其他标准治疗反应不佳。

（7）至少存在以下疾病相关症状 ①在以前 6 个月内无明显原因的体重下降 ≥ 10%；②重度疲乏（如 ECOG 体能状态 ≥ 2，不能工作或不能进行常规活动）；③无感染证据，发热 > 38.0℃，持续 2 周以上；④无感染证据，夜间盗汗 1 个月以上。

（8）患者意愿。

（9）临床试验。

符合上述任何一项即可开始治疗。不符合治疗指征的患者，每 2 ~ 6 个月随访一次，随访内容包括血常规、症状、肝脾淋巴结肿大等。

2. 治疗前评估

初诊 CLL 患者必须进行以下检查项目：

（1）体格检查 特别是淋巴结区域（包括咽淋巴环）和肝脾的大小。

（2）体能状态。

（3）症状 盗汗（透湿性出汗）、非感染性发热（连续 3 天体温超过 38℃ ）、体重减轻（6 个月内体重减轻 10%）。

（4）血常规检测 包括白细胞计数、分类和血小板计数等。

（5）血清生化检测 包括肝肾功、乳酸脱氢酶、$\beta_2$ - 微球蛋白等。

（6）骨髓活检 ± 涂片 治疗前、疗效评估及鉴别血细胞减少的原因。

（7）预期使用抗 CD20 单抗的患者检测 HBV。

（8）拟采用蒽环类或蒽醌类药物治疗的患者，做超声心动图检查。

（9）育龄女性化疗前妊娠试验。

（10）有条件者应尽可能进行 FISH 检测遗传学异常，以判断预后和指导治疗。

特殊情况下检测项目：免疫球蛋白定量；网织红细胞计数和直接 Coombs 试验；治疗前胸部、腹部、盆腔 CT（特别是外周存在淋巴结肿大和症状并且提示可能存在巨块型淋巴结）；生育和精子库相关问题的讨论等。

### （四）一线治疗选择

根据 FISH 结果、年龄及身体适应性进行分层治疗。患者的体能状态，而非患者的实际年龄是重要因素。治疗前评估患者的伴发疾病（CIRS 评分）和身体适应性是极其重要的。身体适应性好的患者（肌酐清除率大于 70ml/min，CIRS≤6）建议选择一线标准治疗，其他患者则减低剂量治疗或支持治疗。

1. 无 del(17p) 或 del(11q) 患者及细胞遗传学不明的初诊 CLL 患者的治疗方案

（1）存在严重伴随疾病的虚弱患者（不能耐受氟达拉滨）　①苯丁酸氮芥 ± 泼尼松；②环磷酰胺 ± 泼尼松；③单用利妥昔单抗（RTX）；④皮质类固醇激素冲击疗法。

（2）≥70 岁或存在严重伴随疾病（CIRS≥6 分）的 <70岁患者　①苯丁酸氮芥 ± 泼尼松 ± RTX；②环磷酰胺 ± 泼尼松 ± RTX；③单用利妥昔单抗（RTX）；④FR（氟达拉滨 ± RTX）；⑤氟达拉滨。

（3）<70 岁患者或≥70 岁但无严重伴随疾病　①FCR（氟达拉滨 + 环磷酰胺 + RTX）；②FR；③FC；④氟达拉滨；⑤苯丁酸氮芥 ± 泼尼松 ± RTX；⑥环磷酰胺 ± 泼尼松 ± RTX。

2. 伴 del（17p）患者的治疗选择

①FCR；②FR；③大剂量甲泼尼龙（HDMP）± RTX；④环磷酰胺 ± 泼尼松 ± RTX；⑤氟达拉滨；⑥苯丁酸氮

芥±泼尼松±RTX；⑦环磷酰胺±泼尼松±RTX 。

3. 伴 del（11q）患者的治疗选择

（1）≥70 岁或存在严重伴随疾病（CIRS≥6 分）的 <70岁患者　①苯丁酸氮芥±泼尼松±RTX；②环磷酰胺±泼尼松±RTX；③减低剂量的 FCR；④RTX；⑤FR（氟达拉滨±RTX）；⑥氟达拉滨。

（2）<70 岁患者或≥70 岁但无严重伴随疾病　①FCR；②FC；③氟达拉滨；④苯丁酸氮芥±泼尼松；⑤环磷酰胺±泼尼松。

4. 复发 CLL 的治疗指征同初治

停止治疗 12 个月后复发，可以按照原方案治疗。停止治疗 12 个月内复发，则按照难治性 CLL 进行二线治疗。

难治性 CLL 定义：对核苷类似物治疗无反应，或虽然有反应（CR 或 PR）但停止治疗后 6 个月以内疾病再次进展，或干细胞移植后 1 年内疾病进展或复发。

（1）无 del(17p) 或 del(11q)患者的治疗方案

①持续缓解 >2 年，重复一线治疗方案。

②持续缓解 <2 年且年龄≥70 岁：

●化学免疫治疗：减低剂量的 FCR、HDMP±RTX；

●苯丁酸氮芥±泼尼松；

●剂量密集 RTX；

●新鲜冰冻血浆 +RTX。

③持续缓解 <2 年且 <70 岁患者或≥70 岁但无严重伴随疾病：

●化学免疫治疗：FCR、CHOP±RTX、HyperCVAD/MA±RTX、剂量调整的 EPOCH±RTX、奥沙利铂 +氟达拉滨 +阿糖胞苷±RTX、HDMP±RTX、减低剂量的 FCR、HDMP±RTX；

●苯丁酸氮芥±泼尼松；

●环磷酰胺±泼尼松 。

（2）伴 del(17p)患者的治疗选择　①CHOP±RTX；②

HyperCVAD/MA ± RTX；③奥沙利铂 + 氟达拉滨 + 阿糖胞苷 ± RTX；④ HDMP ± RTX；⑤新鲜冰冻血浆 + RTX；⑥苯丁酸氮芥 ± 泼尼松；⑦环磷酰胺 ± 泼尼松 。

（3）伴 del(11q)患者的治疗方案同无 del(17p)或 del(11q)患者的治疗方案。

（五）维持治疗

意义不明确。

（六）造血干细胞移植

异基因造血干细胞移植是治愈 CLL 的唯一治愈手段。建议适应证：①氟达拉滨耐药；②具有 p53 基因异常的患者；③伴 del(11q)患者，治疗达 PR 的患者；④Richer 综合征患者。

## 四、疗效判定

见表 4 - 7。

表 4 - 7    CLL 治疗后疗效评估标准

| 组别 | CR | PR | PD |
|---|---|---|---|
| A 组（反映肿瘤负荷） | | | |
| 淋巴结肿大 | < 1. 5cm | 缩小≥50% | 增大≥50% |
| 肝大 | 无 | 缩小≥50% | 增大≥50% |
| 脾大 | 无 | 缩小≥50% | 增大≥50% |
| 外周血 ALC | < 4.0 × 10⁹/L | 较基线降低 ≥ 50% | 较基线升高 ≥50% |
| 骨髓 | 增生正常，淋巴细胞 <0.300，无淋巴小结，增生低下则为 CRi | | |
| B 组（反映造血系统功能） | | | |
| PLT | > 100 × 10⁹/L | > 100 × 10⁹/L 或较基线升高 ≥ 50% | 较基线降低 ≥50%（CLL所致） |

| 组别 | CR | PR | PD |
|------|----|----|----|
| HGB | >110g/L | >110g/L 或较基线升高≥50% | 较基线降低≥20g/L(CLL 所致) |
| ANC | >1.5×10⁹/L | >1.5×10⁹/L 或基线升高>50% | |

（高广勋）

# 骨髓增生异常综合征

　　骨髓增生异常综合征（ MDS）是一种起源于造血干细胞的克隆性疾病，以骨髓增生活跃、病态造血、外周血细胞低下及功能障碍为特点，表现为粒系、红系、巨核系一系或多系形态学异常和外周血细胞减少。由于遗传不稳定性而向 AML 转化的危险性很高。MDS 可分为原发性 MDS 和继发性 MDS。多数 MDS 为原发性，病因不明。苯、化疗药物，尤其是烷化剂和拓朴酶抑制剂、电离辐射与 MDS 发病有明确的相关性，可以肯定是 MDS 的发病因素。年龄增长也是髓系克隆性疾病的重要因素，40 岁以上 MDS 的发病率明显增加。

## 一、临床实验室特征

　　MDS 的临床病理特征主要为骨髓无效造血及单系或多系血细胞的病态造血，从而引起进行性血细胞减少；正常或异常的骨髓细胞遗传学改变，异常细胞克隆导致骨髓中不同比例的原始细胞，表现为临床的不同亚型及不同的进展。

　　几乎所有患者均有贫血症状，如乏力疲倦、心悸、气短等；合并中性粒细胞减少及功能低下的患者，易合并感

✚ 第四章　疾病的诊断与治疗 ✚

染，包括细菌及真菌混合感染，约有 20% MDS 患者死于感染。血小板减少的患者可导致出血，重者可发生脑出血而危及生命。部分患者可有不明原因的发热，MDS 患者可有中度以下的脾肿大。

血常规示一系或多系血细胞减少，红细胞大小不均，有巨大红细胞及有核红细胞，粒细胞可见 Pelger – Huet 畸形。铁代谢检查可出现铁负荷增加，血清铁及铁蛋白增加。骨髓象提示一系或多系血细胞的病态造血。

## 二、诊断与分型

MDS 尚缺乏诊断的"金标准"，主要是一种排除性诊断。诊断依据包括必备条件及确定条件。必备条件：①血细胞减少及相应临床表现，病史 >6 个月；②除外可引起上述改变的所有其他造血组织及非造血组织疾患。

确定条件：①骨髓典型的病态造血及相应的细胞比例（病态造血细胞 10%，环状铁粒幼细胞 >15%）；②原始细胞 0.05 ~ 0.19；③典型的染色体异常。

由于对 MDS 认识的逐步深化，诊断分型也由 1982 年的 FAB 分型逐步完善到 2008 年的 WHO 分型（表 4 – 8）。根据 MDS 国际预后指数评分系统（IPSS）（表 4 – 9），将患者分为低、中、高危（表 4 – 10）。

表 4 – 8　WHO – MDS 分型标准（2008）

| 疾病类型 | 外周血 | 骨髓 |
|---|---|---|
| 难治性血细胞减少伴单系发育异常（RCUD）<br>难治性贫血（RA）<br>难治性中性粒细胞减少（RN）<br>难治性血小板减少（RT） | 单系细胞减少或两系细胞减少[1]<br>无原始细胞或罕见（<1%）[2] | 单系发育异常：一个髓系细胞中发育异常的细胞≥10%<br>原始细胞 <5%<br>环形铁粒幼红细胞 <15% |

| 疾病类型 | 外周血 | 骨髓 |
|---|---|---|
| 难治性贫血伴有环形铁粒幼红细胞（RARS） | 贫血<br>无原始细胞 | 环形铁粒幼红细胞≥15%<br>仅有红系发育异常<br>原始细胞 <5% |
| 难治性血细胞减少伴有多系发育异常（RCMD） | 血细胞减少<br>无原始细胞或罕见（<1%）[2]<br>无 Auer 小体<br>单核细胞 $<1 \times 10^9$/L | 髓系中≥两个系中发育异常的细胞≥10%［中性粒细胞和（或）红系祖细胞和（或）巨核细胞］<br>骨髓原始细胞 <5%<br>无 Auer 小体<br>环形铁粒幼红细胞 ±15% |
| 难治性贫血伴有原始细胞过多-Ⅰ型（RAEB-Ⅰ） | 血细胞减少<br>原始细胞 <5%<br>无 Auer 小体<br>单核细胞 $<1 \times 10^9$/L | 一系或多系发育异常<br>原始细胞 5%~9%<br>无 Auer 小体 |
| 难治性贫血伴有原始细胞过多-Ⅱ型（RAEB-Ⅱ） | 血细胞减少<br>原始细胞 5%~19%<br>有或无 Auer 小体[3]<br>单核细胞 $<1 \times 10^9$/L | 一系或多系发育异常<br>原始细胞 10%~19%<br>有或无 Auer 小体[3] |
| MDS 不能分类（MDS-U） | 血细胞减少<br>原始细胞≤1%[2] | 一系或一系以上髓系中发育异常的细胞 <10%，但有可作为 MDS 诊断的推定证据的细胞学异常<br>原始细胞 <5% |
| MDS 伴有单纯 5q- | 贫血<br>血小板数正常或增高<br>无原始细胞或罕见（<1%） | 巨核细胞数正常或增加伴有核分叶减少<br>原始细胞 <5%<br>单纯 5q-<br>无 Auer 小体 |

[1] 偶可见两系细胞减少。全血细胞减少的患者应归于 MDS－U。

[2] 如果骨髓原始细胞百分比 <5%、而外周血原始细胞为 2% ~4%，诊断分型为 RAEB－I。外周血原始细胞为 1% 的 RCUD 和 RCMD 患者应归于 MDS－U。

[3] 有 Auer 小体和外周血原始细胞 <5% 和骨髓原始细胞 <10% 的患者应归于 RAEB－Ⅱ。

表 4－9　MDS 的国际预后评分系统 （IPSS）

| | 积　分 | | | | |
|---|---|---|---|---|---|
| | 0 | 0.5 | 1.0 | 1.5 | 2.0 |
| 骨髓原始细胞 （%） | <5 | 5 ~10 | | 11 ~20 | 21 ~30 |
| 核型[1] | 好 | 中等 | 差 | | |
| 血细胞减少[2] （影响的系列） | 0 或 1 | 2 或 3 | | | |

[1] 好：正常、单纯－Y、单纯 5q－、单纯 20q－；差：复杂 （≥3 个异常） 或 7 号染色体异常；中等：其余所有异常。

[2] 血细胞减少定义：中性粒细胞 <$1.8 \times 10^9$/L，血红蛋白 <100g/L，血小板计数 <$100 \times 10^9$/L。

表 4－10　MDS 患者 IPSS 预后分组与预后

| 危险度分组 | 频率% | 积分 | 25% 转化为 AML 的时间 （年） （未接受治疗） | 中位生存期 （年） （未接受治疗） |
|---|---|---|---|---|
| 低危 | 33 | 0 | 9.4 | 5.7 |
| 中危－1 | 38 | 0.5 ~1.0 | 3.3 | 3.5 |
| 中危－2 | 22 | 1.5 ~2.0 | 1.1 | 1.2 |
| 高危 | 7 | ≥2.5 | 0.2 | 0.4 |

## 三、鉴别诊断

应与再生障碍性贫血、PNH、巨幼细胞性贫血等鉴别。

## 四、治疗原则

根据 MDS 不同分型及危险度评估，选择不同的治疗方法，即个体化治疗。治疗原则包括支持治疗、低强度治疗及高强度治疗，共同目的为改善患者的生存质量。低强度治疗主要目标是改善造血功能，主要用于低危患者。高强度治疗包括诱导缓解化疗及造血干细胞移植，可能改变患者自然病程（即延长生存期、减少向 AML 转化），但亦增加治疗相关的并发症及死亡率，主要用于高危患者。选择高强度治疗方法治疗 MDS 患者时必须考虑他们的年龄及临床状态。

1. 支持治疗

输注血细胞，约 80% 的患者需要输红细胞，血小板显著减少应输注血小板悬液。合并感染时积极抗感染治疗。

2. 祛铁治疗

接受祛铁治疗的指征是 IPSS 低危和（或）中危 MDS 患者，预计存活期较长，已累计输红细胞 ≥ 25U（约 5g 铁）或血清铁蛋白 > 1500μg/L。最常用的祛铁剂是祛铁胺 [20 ~ 40mg/（kg·d）]。

3. 造血刺激因子治疗

对于 RA/RAEB 的患者，皮下注射 EPO 是输血的一个较好的替代治疗措施。每日皮下应用大剂量 EPO（通常为 10 000 ~ 20 000U），反应率为 20% ~ 30%。4 ~ 6 周未出现反应者，应联合应用 G - CSF（150 ~ 300μg，皮下注射，1 次/d），可提高反应率。

4. 诱导分化治疗

小剂量维甲酸可诱导幼稚细胞分化，三氧化二砷除诱导幼稚细胞分化外，尚可使进展期 MDS 细胞的凋亡增加，减少 MDS 患者骨髓原始细胞。

5. 免疫抑制治疗

ATG [兔 ATG 3 ~ 5mg/（kg·d），第 1 ~ 5 天]，对低危 MDS 有效率为 64%，高危 MDS 有效率为 33%。环孢菌素 A [3mg/（kg·d），每日两次，口服]治疗低危 MDS（IPSS ≤ 中危 - 1 组），部分在 3 个月左右出现血液学反应。

6. 抗血管新生药物治疗

近年来发现沙利度胺（100 ~ 200mg，1 次/天，口服）、来那度胺（10mg，1 次/天，口服）在 MDS 中具有免疫调节和抗血管生成作用，治疗 5q - 综合征效果较好。67% 脱离输血，45% 获得完全细胞遗传学反应。主要适用于中危 - 2 及高危患者，特别是老年不适合强烈化疗及造血干细胞移植（HSCT）患者。

7. 去甲基化治疗

适应证主要为高危病例（RAEB）。5 - 氮杂胞苷（Aza C）：$75mg/(m^2 \cdot d)$，皮下注射第 1 ~ 7 天，4 周为 1 个疗程，至少 4 个疗程。地西他滨：$20mg/m^2$，静脉滴注，一天一次，第 1 ~ 5 天，4 周为 1 个疗程，至少 3 个疗程。多中心研究结果表明，小剂量 Aza C 和地西他滨可降低 MDS 向白血病的转化风险，可提高部分患者的生存期。

8. 法尼基转移酶抑制剂（FTI）

FTI 有改善造血的活性，其作用可扩展至三系细胞。现有的多中心 II 期临床试验显示，对高危 MDS 使用该药已得到较好的结果，98 例患者中，21% 获得完全缓解，44% 的患者有不持续的完全缓解、部分缓解或血液学改善。

9. 化疗诱导缓解治疗

同急性髓细胞白血病治疗。

10. 异基因造血干细胞治疗

是目前可使 MDS 得到彻底治愈的唯一方法。其适应证主要为高危病例（RAEB），年龄小于 45 岁，一般状况较好，可耐受移植前预处理。

## 五、预后与转归

部分高危病例转化为 AML，或在未转变前死于感染、出血；极少数低危患者经长期治疗后，血液学恢复正常。预后与类型有关，低危（RA，RAS）可长期存活，病程可达 10 年以上。

（董宝侠）

# 骨髓增殖性疾病

骨髓增殖性疾病（MPD），是起源于骨髓造血干细胞的一组克隆性疾病，表现为骨髓中一系或多系血细胞增殖，外周血出现过多的成熟或幼稚细胞。2001年世界卫生组织（WHO）将其列于慢性骨髓增殖性疾病（CMPD）范畴，包括慢性髓细胞性白血病（CML）、真性红细胞增多症（PV）、原发性血小板增多症（ET）及原发性骨髓纤维化（IMF），与慢性嗜中性粒细胞白血病（CNL）、慢性嗜酸粒细胞白血病/高嗜酸粒细胞综合征（CEL/HES）及CMPD难分类型相并列。2008年WHO将CMPD重命名为骨髓增殖性肿瘤（MPN）。研究发现许多BCR/ABL阴性的MPN患者存在特定的JAK2 V617F点突变：在PV中的发生率为65%～97%，ET为23%～57%，IMF为35%～50%。此外，还发现了另一种与MPN相关的JAK2突变，即外显子12的突变，主要见于JAK2 V617F阴性的PV者中。

## 一、真性红细胞增多症

真性红细胞增多症（PV），简称真红，是一种获得性克隆性造血干细胞疾病，其特点为红细胞数量和全血容量绝对增多，血液黏稠度增高，常伴白细胞和血小板增多。发病高峰在50～60岁，是一种中老年性疾病，男性稍多于女性。

### （一）临床特征

1. 症状

起病隐袭，常在健康体检或其他疾病就诊时发现血象异常或脾脏肿大而得到确诊。可有头痛、头昏、疲乏、多汗、肢体麻木等症状。栓塞和血栓形成可发生在脑和冠状动脉，引起偏瘫和心肌梗死等。深静脉血栓主要发生在肺部，可有鼻出血、齿龈出血和皮肤黏膜瘀点、瘀斑等出血表现。因高代谢和组胺增高，易发生高尿酸血症、痛风及皮肤瘙痒。10%～16%患者合并消化性溃疡，与组胺增多、十二指肠的小血管血栓形成有关。

2. 体征

多血征，即颜面、口唇、结膜、口腔黏膜及手足末端充血，呈暗红紫色。约3/4患者脾大，巨大脾脏可达盆腔；1/3患者肝大，肝、脾大随疾病进展而加剧，部分患者伴血压升高。

（二）实验室检查

1. 血红蛋白（HGB），男性≥180g/L，女性≥170g/L。红细胞计数，男性≥$6.5 \times 10^{12}$/L，女性≥$6.0 \times 10^{12}$/L。红细胞比容（HCT），男性≥0.55，女性≥0.50。白细胞计数轻度升高，半数患者血小板计数增多，部分患者三系血细胞均增高。

2. 骨髓增生活跃或明显活跃，粒、红、巨核细胞呈全髓性增生，尤以红系增生显著。巨核细胞增多。10%～20%的患者诊断时即有一定程度的纤维组织增生。

3. 红细胞容量（RCMP）绝对值增高，为最可靠的实验室诊断依据。男性超过36ml/kg，女性超过32ml/kg为增高。国内尚不能普遍开展RCMP测定，但应强调RCMP测定的重要性，有条件者均应做此检查，以减少误诊。

4. JAK2突变

几乎所有的PV均具有JAK2 V617F突变或与JAK2基因相关的其他类型的突变，是PV诊断的一个重要指标。Ph染色体和BCR－ABL融合基因为阴性。

5. 血清促红细胞生成素（EPO）水平低于正常；体外骨髓培养不依赖EPO内源性红系集落（EEC）形成，具有一定诊断意义。

6. 其他

动脉血氧饱和度（SaO₂）正常。中性粒细胞碱性磷酸酶（NAP）阳性率和积分增高。

（三）诊断标准

JAK2 V617F 基因突变在 PV 普遍存在，而突变阴性的患者，往往存在 JAK2 外显子 12 突变。因此 JAK2 基因突变成为 PV 诊断的一个敏感而重要的指标之一。2008 年 WHO 推荐的关于 PV 的诊断标准如下：

1. 主要标准

（1）HGB ≥ 185g/L（男），或 ≥ 165g/L（女），或有其他红细胞容积增多的证据。

（2）有 JAK2 V617F 或其他类型 JAK2 基因突变。

2. 次要标准

（1）骨髓活检显示红系、粒系、巨核系全髓显著增生。

（1）血清 EPO 水平低于正常。

（3）体外骨髓培养有内源性红系集落形成。

3. 诊断要求

2 项主要标准 + 1 项次要标准，或第 1 项主要标准 + 2 项次要标准。

此新标准强调早期诊断，尤其是对于隐匿性 PV。通过 JAK2 617F 筛查，能够明确疾病性质，即使不能将其与 ET、PMF 相鉴别，由于临床用药相似，仍能起到积极的防治作用。

（四）治疗原则

PV 的治疗目的，一是减少血栓形成和出血的危险，二是降低骨髓纤维化和白血病转化的风险，以改善生活质量和生存时间。PV 目前尚无公认的最佳治疗方案。

1. 细胞减少性治疗

（1）静脉放血　是低风险 PV 的基本治疗手段。可每周 2 ~ 3 次，每次 200 ~ 400ml，直至 HCT 降至 0.45（男）、0.42（女）以下，维持 HCT 在 0.45 以下。对年老或既往有血栓史的患者，反复放血有致血栓形成的危险，放血须慎重，一次不宜超过 300ml。红细胞单采术也可作为静脉放血的替代手段。

（2）骨髓抑制性治疗  首选羟基脲，适用于不能耐受放血者，以及反复放血无效者，或白细胞、血小板显著增多者，是行之有效的预防血栓形成的药物。常用剂量为 15 ~ 30mg/（kg·d），分两次服用，连用 7 ~ 10 天后，用量可减少 50%，或根据白细胞下降的情况调节用量，直至 HCT 低于 0.45，此后可寻找一个合适的剂量持续或间歇用药进行维持治疗，但用药期间白细胞数不宜低于 $3.5 \times 10^9/L$ 以下。

（3）α - 干扰素  具有抑制造血祖细胞增殖、拮抗血小板衍生生长因子（PDGF）等作用，可单独应用或与羟基脲联合应用，治疗剂量为 300 万 ~ 500 万 U/次，皮下注射，隔日 1 次。当 HCT 降至 0.45 以下并稳定后，调整和寻找一个适宜剂量进行维持治疗。

2. 降低血栓形成风险治疗

（1）阿司匹林  小剂量阿司匹林（75mg/d）被推荐用于所有无严重出血史或无胃肠禁忌证的 PV 患者，可降低血栓形成的发病率。对于无禁忌证的 PV 者，原则上都应长期给予小剂量阿司匹林口服，进行预防性保护治疗。

（2）阿那格雷  是一种抗血小板药物，可抑制巨核细胞的分化和增殖并选择性地降低血小板活性。用于治疗 MPN 引起的血小板增多。对于羟基脲不能控制的 PV，可以试用。

3. JAK2 抑制剂

在 IMF 及 PV/ET 并发的骨髓纤维化患者中已进入 Ⅰ／Ⅱ 期临床试验，为 PV 的分子靶向治疗带来了希望。

（五）疗效标准

1. 完全缓解

临床症状消失，皮肤、黏膜从红紫恢复到正常。原肿大的肝脾回缩至不能触及，血红蛋白、白细胞和血小板计数降至正常。若红细胞容量也恢复正常，则称完全缓解。

**2. 临床缓解**

临床及血象恢复如上，但红细胞容量尚未恢复正常或仍可触及脾脏。

**3. 好转**

临床症状明显改善，皮肤、黏膜红紫有所减轻，原肿大的肝脾有所回缩，血红蛋白下降 30g/L 以上。

**4. 无效**

临床症状、体征及血象无变化或改善不明显。

**（六）预后**

本病如无严重并发症，病程进展缓慢，病人可生存 10～15 年以上。不治疗者平均生存期仅 18 个月，治疗者中位数生存期为 8～16 年，主要死亡原因为血栓、栓塞及出血，部分病例晚期可转变为白血病或发生骨髓纤维化、骨髓衰竭等。

## 二、原发性血小板增多症

原发性血小板增多症（ET），是一种血小板持续性、显著增多而功能异常的干细胞克隆性疾病，骨髓中巨核细胞过度增殖，伴有出血及血栓形成，脾常肿大。好发于中老年人，女性略多于男性。

**（一）临床特征**

**1. 起病**

一般起病隐匿，轻者有疲劳、乏力症状。偶尔发现血小板增多或脾大而被确诊。

**2. 出血**

以牙龈、鼻出血、皮肤紫癜、消化道出血常见。少数因创伤和手术中止血困难得以发现。出血常呈发作性，间歇期较长。

3. 血栓和栓塞

好发脾、肝、肠系膜静脉和下肢静脉、腋动脉、颅内及肢端动脉血栓形成，引起相应症状，下肢静脉血栓脱落可并发致死性肺梗死。

4. 脾大

50%～80% 患者脾大，多为中度，巨脾少见。约半数肝轻度肿大，一般无淋巴结肿大。20% 可有无症状的脾梗死，导致脾萎缩。

（二）实验室检查

1. 血象

血小板计数多在 $600 \times 10^9/L$ 以上，涂片可见巨型血小板，白细胞增多，常在（10～30）$\times 10^9/L$。部分有嗜酸和嗜碱粒细胞增多。可有中、晚幼稚粒细胞。NAP 活性增高。可伴红细胞增多。

2. 骨髓象

各系细胞均明显增生，以巨核细胞增生为主。原始及幼巨核细胞均增多，有大量血小板形成。骨髓活检可伴轻至中度纤维组织增多。

3. 血小板及凝血功能试验

多数血小板黏附率降低，二磷酸腺苷（ADP）诱发的血小板聚集功能异常。凝血检查一般正常，少数患者呈高凝状态。

4. JAK2 V617F 突变

见于 50% 患者。Ph 染色体和 BCR－ABL 融合基因为阴性。

（三）诊断标准

2008 年，WHO 颁布了新的诊断标准。确诊必须满足以下所有四项条件：

1. 血小板计数 $\geq 450 \times 10^9/L$。

2. 巨核细胞增殖，具有巨大成熟的形态学表现，无或极少有粒、红系增生。

3. 不符合 WHO 有关于 CML、PV、IMF、MDS 及其他 MPN 的诊断。

4. 存在显著的 JAK2 617F 突变或其他克隆性标记，或无反应性血小板增生的证据。

既往对 ET 的诊断将血小板定于 > 600 × $10^9$/L，或 > 1000 × $10^9$/L，不利于疾病的早期发现，以上标准对此做了调整。对 ET 的确诊，其鉴别诊断历来是重点和难点，不同于 PV 的 JAK2 617F 突变阳性率极高特点，ET 时 JAK2 617F 突变仅见于约 50% 患者，故仍应借助骨髓活检进而将其与反应性血小板增多症、PV 及其他 MPN 相鉴别。

（四）治疗原则

1. 细胞减少性治疗

（1）骨髓抑制性治疗　为本症的主要治疗措施。常用羟基脲，剂量为 15mg/（kg·d），分两次服用。连用 7 ~ 10 天后，用量可减少 50%，需 3 ~ 4 周或更长时间以获缓解。血小板再度增多时可重复使用。

（2）血小板单采术　在紧急情况下（手术前、伴急性胃肠道出血的老年患者、分娩前及骨髓抑制药不能奏效时）采用。

（3）α – 干扰素　可单独应用或与羟基脲联合应用，治疗剂量 300 万 ~ 500 万 U/次，皮下注射，隔日 1 次。停药后易复发。

2. 降低血栓形成风险治疗

（1）阿司匹林　在 ET 中应用仍存在一定的争议，目前认为在特高血小板增多患者中为禁忌。

（2）阿那格雷　可降低血栓风险。用于治疗 ET 和 MPN 引起的血小板增多。

3. JAK2 抑制剂

已进入 I／II 期临床试验。

第四章　疾病的诊断与治疗

4. 禁忌脾切除术

因手术后血小板进一步显著增加可导致血栓栓塞并发症，从而危及生命。此外，手术本身亦可刺激血小板升高，应谨慎对待。

（五）疗效标准

1. 缓解

临床表现、血象、骨髓象恢复正常。

2. 进步

血小板计数下降至治疗前数值的 50% 以下，其他异常表现相应减轻。

3. 无效

达不到进步者。

（六）预后

根据血小板增多的程度，预后不一。大多数病例进展缓慢，其中部分病例临床呈良性过程。中位生存期常在 10～15 年以上。有反复出血或血栓形成者，预后较差，是本病主要致死的原因。少数病人转化成其他骨髓增殖性疾病。

## 三、原发性骨髓纤维化

原发性骨髓纤维化（IMF）简称骨纤，是一种源于干细胞的克隆性疾病，骨髓纤维组织弥漫增生，常伴有脾、肝、淋巴结等的髓外造血。典型表现为幼粒、幼红细胞性贫血，脾显著增大，不同程度的骨质硬化，骨髓常干抽。多在中年以后发病。

（一）临床特征

1. 起病和症状

起病隐匿，进展缓慢，起初多无症状，偶然发现脾大而确诊。主要为贫血和脾大压迫引起的各种症状。此外有高代谢所致低热、出汗、心动过速。少数有骨痛、出血和感染。严重贫血和出血为本症晚期表现。

2．体征

巨脾，质多坚硬，表面光滑，无触痛。半数病人就诊时脾脏已达盆腔。轻至中度肝大见于 1/4 ~ 1/3 病例。因肝及门静脉血栓形成，可导致门脉高压症。

（二）实验室检查

1．血象

中、重度正细胞性贫血。异形红细胞、泪滴状红细胞有诊断价值。白细胞正常或增多，很少超过 $50 \times 10^9/L$ 以上。多数病例血中出现幼红、幼粒细胞，是其特征之一。多数患者 NAP 活性增高。

2．血生化

尿酸增高，球蛋白增多，血沉增快。血、尿中组胺含量增加。

3．骨髓象

常有"干抽"现象。骨髓活检主要改变为纤维化。按纤维化程度分为三期：①全血细胞增生期：髓细胞增生，以巨核细胞最明显，网状纤维增多。②骨髓萎缩与纤维化期：纤维组织增生突出，占骨髓的 40% ~ 60%，骨小梁增多、增粗。③骨髓纤维化和骨质硬化期：为终末期，纤维及骨质硬化组织均显著增生，髓腔狭窄，占骨髓的 30%。除巨核细胞仍可见外，其他髓系细胞显著减少。

4．脾穿刺

幼粒、幼红及巨核细胞均增生，巨核细胞尤为显著，类似骨髓涂片，是髓外造血的主要证据。

5．肝穿刺

与脾相似，有髓外造血表现。

6．X 线

30% ~ 50% 患者有骨质硬化征象。

7．JAK2 V617F 突变

约见于 50% 患者。Ph 染色体和 BCR - ABL 融合基因为阴性。

## （三）诊断标准

2008 年，WHO 颁布了新的诊断标准。

### 1. 主要标准

（1）异型巨核细胞增生伴网硬蛋白或胶原纤维，或无网状纤维化，但在巨核细胞改变的基础上伴有骨髓细胞构成及粒细胞生成的增加，而红细胞生成减少。

（2）不符合 WHO 关于 CML、PV、MDS 或其他 MPN 的诊断。

（3）JAK2 617 F 或其他克隆标记阳性，或无反应性骨髓纤维化的证据。

### 2. 次要标准

（1）外周血幼稚粒和（或）幼稚红细胞增多；

（2）血清乳酸脱氢酶增加；

（3）贫血；

（4）可触及的脾肿大。

### 3. 诊断依据

需满足所有三项主要标准及任两项次要标准。

## （四）治疗原则

### 1. 纠正贫血

严重贫血可输红细胞，EPO 水平低者可用重组 EPO。亦可试用醋酸泼尼松、雄激素促进红系造血。

### 2. 骨髓抑制性治疗

当患者出现骨髓增殖现象，如白细胞、血小板增多或进行性脾肿大时，羟基脲是首选的药物。

### 3. α-干扰素

对 IMF 有血小板增多者疗效较好。剂量为 300 万～500 万 U/次，皮下注射，一周 3 次。

### 4. 低剂量沙利度胺

联合醋酸泼尼松能改善 30%～50% 患者的贫血及血小

板减少症，但亦有报道诱发中毒性表皮坏死松解症的风险。

5. 活性维生素 D₃（骨化三醇）

有抑制巨核细胞增殖作用，个别病例有效。

6. 脾切除

适应证：①巨脾有明显压迫症状或脾梗死疼痛不止者；②严重溶血性贫血；③血小板明显减少伴出血；④门脉高压并发食管静脉曲张破裂出血。

切脾后有使肝迅速增大或血小板增多，加重血栓形成可能，因而应权衡利弊，慎重考虑。

7. 造血干细胞移植

对较年轻的患者，造血干细胞移植是能够延长患者生存，或达到治愈的唯一手段。

（五）疗效标准

1. 好转

临床无症状，脾缩小 1/2 或以上；血细胞数达正常范围，无幼稚粒、幼稚红细胞；骨髓增生程度正常。

2. 进步

临床症状有明显改善；脾较治疗前缩小，但未达 1/2；血细胞数至少一项达正常范围，幼稚粒、幼稚红细胞较治疗前减少 1/2 以上。

3. 无效

未达进步标准者。

（六）预后

本病进展缓慢。病程长短不一，中位数生存期 2～5 年不等，少数可生存 10 年以上。常见的死因为严重的贫血、感染、心功衰竭和出血，约 20% 患者最后可转化为急性髓细胞白血病。急性型病情进展迅速，病情多不超过 1 年。

（张　涛）

第四章　疾病的诊断与治疗

# 恶性淋巴瘤

恶性淋巴瘤（malignant lymphoma）是淋巴结和（或）结外部位淋巴组织的肿瘤。突出的临床特点为无痛性、进行性淋巴结肿大，晚期可有恶液质及多脏器受累。依据病理和临床特征可分为两大类：霍奇金淋巴瘤（HL）和非霍奇金淋巴瘤（NHL）。

在本病的两大类型中，霍奇金淋巴瘤的发病存在地区差异，北美、西欧地区（3～4）/10 万，占恶性淋巴瘤的25％；我国 HL 仅占所有恶性淋巴瘤的8％～10％。近几十年来，世界各地的 NHL 发病呈上升趋势，发病率每年升高4％～5％，可能与 AIDS 病例的增加及免疫抑制剂的广泛应用有关。而 HL 的发病水平稍有下降。

## 一、霍奇金淋巴瘤

1832 年 Thomas Hodgkin 首先描述了 7 例淋巴结肿大伴有脾肿大的病例，1865 年 Wilk 又报告了 15 例类似病例，并命名为霍奇金病（HD）。1898 年 Sternberg、1902 年 Reed分别描述了本病的病理特征，即在多种炎细胞浸润的背景中有散在的瘤巨细胞，现在统称之为 Reed－Sternberg（R－S)细胞。由于 HD 的大量炎性细胞背景及临床发热等类似感染症状，曾一度认为 HD 为感染性或炎症性疾病。后来，临床病程的观察及有关 R－S 细胞的研究结果均证实R－S 细胞起源为 B 淋巴细胞，性质为肿瘤性疾病，遂正名为霍奇金淋巴瘤（HL）。

（一）诊断要点

1. 临床表现

HL 可发生于任一年龄。浅表淋巴结如颈部或锁骨上淋巴结肿大为主要首发表现，淋巴结质韧如硬橡皮，可活动。

深部淋巴结可引起不同部位的压迫症状。青年女性以纵隔包块为首发症状者多为结节硬化型，对治疗反应常不满意。HL 的播散多沿淋巴管至附近淋巴结，但也可血行播散至肝脾，晚期可有骨髓浸润，骨髓活检易见 R - S 细胞。

一些 HL 病人（30% ~ 50%）以原因不明的持续性或周期性发热（Pel - Ebstein 热）为主要起病症状。这类患者一般年龄较大，男性多见，病变较为弥散，常已有腹膜后淋巴结累及。部分患者有盗汗、疲乏及消瘦等全身症状。一些病人可有局部及全身皮肤瘙痒。

2. 实验室检查

血常规可出现贫血、白细胞增多、嗜酸细胞数增多，骨髓活检可见 R - S 细胞，血沉增快，血清碱磷酸及乳酸脱氢酶升高。免疫学检查显示 T 细胞功能缺陷，T 辅助细胞数下降，NK 细胞活性下降。体液免疫功能大致正常。

3. 影像证据

B 超及 CT 对胸、腹腔内病变及腹膜后淋巴结肿大的探查有意义，有助于疾病分期。

4. 病理诊断及鉴别诊断

确诊依赖淋巴结等组织的病理学检查，应与其他淋巴结肿大的良性疾病，如淋巴结炎、淋巴结结核或传染性单核细胞增多症等鉴别。

5. 霍奇金淋巴瘤的病理分类

2001 年 WHO 分类草案依据 HL 研究的新进展，将 HL 分为两大类，即结节型淋巴细胞为主型霍奇金淋巴瘤及经典的霍奇金淋巴瘤，后者又分为富于淋巴细胞典型 HL（LRCHL）、结节硬化型 HL（NSHL）等四型。其临床表现及预后各不相同（表 4 - 11）。

表 4 - 11 霍奇金淋巴瘤类型与临床预后关系

| 类型 | R - S 细胞 | 组织学特点 | 临床特点 |
|---|---|---|---|
| 淋巴细胞为主型 HL | 爆米花样细胞 | 小淋巴细胞背景 | 病变局限,预后好 |
| 典型 HL | | | |
| 富于淋巴细胞 HL | 较少见 | 小淋巴细胞背景 | 病变局限,预后好 |
| 结节硬化型 HL | 可见 | 纤维分隔成结节 | 预后相对较好 |
| 混合细胞型 HL | 中等量、典型 | 血管、纤维增生,细胞多样性 | 播散倾向,预后差 |
| 淋巴细胞消减型 HL | 大量增生 | 弥漫纤维组织增生 | 诊断时多为晚期,预后最差 |

（二）临床分期

临床分期对预后的判定及治疗方案的选择很有帮助,现沿用的分期方案为 1971 年美国密执安 Ann Arbor 国际会议上制定的分期方案（表 4 - 12）。

表 4 - 12 Ann Arbor 分期

| | 特点 |
|---|---|
| Ⅰ 期 | 病变仅局限于一个淋巴结区（Ⅰ）或淋巴结以外单一器官（ⅠE） |
| Ⅱ 期 | 病变累及横膈同一侧两个或更多的淋巴结区（Ⅱ）,或病变局限侵犯淋巴结以外器官及横膈同侧一个以上淋巴结区（ⅡE） |
| Ⅲ 期 | 膈上下都已有淋巴结病变（Ⅲ）,可以同时伴有脾累及（ⅢS）,或淋巴结以外某一器官受累,加上横膈两侧淋巴结受累（ⅢE） |
| Ⅳ 期 | 病变已侵犯多处淋巴结以及淋巴结以外部位,如累及肺、肝及骨髓等 |

所有各期又可按患者有全身症状（如发热达 38℃ 以上连续 3 天、盗汗及 6 个月内体重减轻 1/10 或更多）为 B 组，无全身症状为 A 组。

（三）治疗原则

根据临床分期选择不同的治疗方案。

1. $I_A$ 期

给予根治剂量的全淋巴结照射。

2. $I_B$、$II_{A-B}$ 期

根治剂量的全淋巴结照射，而后予 4 个疗程 ABVD 方案。

3. $III_B$、$IV_{A-B}$ 期

以联合化疗为主，常用方案为 ABVD 或 MOPP/ABVD 交替应用，首次治疗应给予充足剂量以争取达完全缓解，治疗要连续 6 周期，在 CR 后至少再治疗 2 周期以巩固疗效。不需做维持治疗。

4. 对不适宜放疗（如儿童处于成长发育期）的早期患者，可应用联合化疗。目前认为 ABVD 方案是 HL 治疗的金方案及一线方案，因为其不影响生殖且治疗后较少引起治疗相关的骨髓增生异常综合征。对 2 个疗程未达 CR 的患者，可换用 BEACOPP 方案治疗。

5. 对化疗缓解后不到一年复发，或根本未达缓解的病例，应更换新的化疗方案，或争取在自体造血干细胞移植支持下予大剂量放疗及联合化疗。

HL 早期的治愈率可达 90%，总体 5 年生存期为 75%。

## 二、非霍奇金淋巴瘤

非霍奇金淋巴瘤（NHL）是由淋巴细胞在不同的分化、发育阶段转化而成的恶性肿瘤，包括多种形态特征、免疫表型、生物学特性及进展速度、治疗反应各不相同的类型，

第四章　疾病的诊断与治疗

可累及全身多处淋巴组织及器官。发病机制可能与感染（EBV 感染、HTLV 感染、幽门螺杆菌感染）、免疫缺陷、细胞遗传学改变等有关。由于技术的进步，NHL 分类不断改进。现已认识到，每一种 NHL 类型，均为一种独立的疾病实体。治疗以化疗和（或）放疗等综合治疗为主，预后与分型有关。

（一）诊断要点

1. 临床表现

由于病变部位不同，本病临床表现很不一致。原发部位可在淋巴结也可在结外淋巴组织。淋巴结转移常呈跳跃式，有时可能是多中心起源。

（1）淋巴结起病　以无痛性颈和锁骨上淋巴结肿大较常见，也可见于腋下及滑车上淋巴结。原发于腹股沟、股三角及盆腔淋巴结的多为老年患者，病理类型以大细胞型多见，预后较差。NHL 伴有纵隔侵犯者易合并白血病。累及腹膜后淋巴结、肠系膜淋巴结，易有发热。

（2）淋巴结外起病　淋巴结外好发部位依次为咽淋巴环、胃肠道。临床表现可有吞咽困难、鼻塞、鼻衄等以及腹痛、腹泻和腹部包块，个别可表现为消化道大出血或肠梗阻，多经手术确诊。肝、脾受侵多为继发性，原发少见。骨髓受侵与不同组织学亚型和不同分期有关，晚期更多见，最常见类型为低恶度的小淋巴细胞淋巴瘤、淋巴浆细胞性淋巴瘤、高度恶性淋巴母细胞性淋巴瘤及各种外周 T 细胞淋巴瘤。骨骼损害以胸椎及腰椎最常见，股骨、肋骨、骨盆及头颅骨次之。中枢神经系统受累可为原发，但更多为继发性，以累及脑膜及脊髓为主，可表现头痛、嗜睡及定位体征。NHL 也可累及皮肤、心、肺、甲状腺、乳腺及泌尿生殖系统。

（3）全身症状　发热、消瘦、盗汗（即"B"症状）

仅见于24%的病人，大多为疾病晚期或病变较弥散者。腹膜后淋巴结受侵易有发热等全身症状。

（4）并发症　部分 NHL 病人可并发溶血性贫血，抗人球蛋白试验（Coombs 试验）阳性；弥漫小细胞性 NHL 易合并慢性淋巴细胞白血病；有些病人由于低免疫球蛋白血症，易发生感染，继发第二肿瘤。

2. 实验室检查

生化检查包括乳酸脱氢酶（LDH）、铁蛋白等。LDH 是 NHL 预后指标之一，需常规检测。

检测乙型、丙型病毒系列及免疫球蛋白定量、T 淋巴细胞亚群。

3. 影像学检查

B 超、CT 检查可以更好地探测深部器官、腹腔、盆腔等部位淋巴结受侵犯情况，有助于分期。PET – CT 在疾病分期及疗效、预后判定中具更好的敏感性。

4. 病理诊断

本病的诊断有赖于组织学活检（包括免疫组化检查及细胞分子遗传学检查）。淋巴结穿刺涂片因其不能反映淋巴结的整体结构及瘤细胞的组织背景，故一般不做诊断依据。免疫组化、细胞遗传学及分子生物学检测有助于作出符合 WHO 分型标准的诊断，明确为 T、B 细胞或 NK 细胞淋巴瘤其中之亚型。细致准确的分型对认识疾病的恶性程度、预后判定及选择正确的治疗方案都至关重要。

5. 鉴别诊断

单靠临床的判断很难作出正确的诊断。不少正常健康人也可在颈部或腹股沟部位触及某些淋巴结，淋巴结的肿大亦可见于细菌、结核，或原虫感染及某些病毒感染。还需与淋巴结转移癌鉴别，鉴别诊断依赖病理活检。

（二）临床分期

关于 NHL 的分期，通常沿用霍奇金淋巴瘤的 Ann Ar-

第四章　疾病的诊断与治疗

bor 分期体系，即分为 Ⅰ、Ⅱ、Ⅲ、Ⅳ四期，并根据有、无全身症状可区分为 "B" "A"（表 4 – 13）。

表 4 – 13 Ann Arbor 分期系统的 Cotswolds 修正版（2007，NCCN）

| 分期 | 受侵范围 |
|------|----------|
| Ⅰ | 单个淋巴结区 |
| Ⅱ | 膈同侧多个淋巴结区 |
| Ⅲ | 膈双侧多个淋巴结区 |
| Ⅳ | 多个结外侵犯，或淋巴结和结外侵犯 |
| X | >10cm 大块 |
| E | 结外侵犯，或单个孤立的结外病变 |
| A/B | B 症状包括：体重减轻 >10%，发热、盗汗 |

由于 NHL 的淋巴结转移多为跳跃性或血行播散，甚至为多中心起病，故该分期仅供参考。

（三）病理分类

由于不同免疫器官、不同部位之不同系列的淋巴细胞在其分化过程的每一阶段皆可转化为恶性肿瘤，故淋巴瘤远比其他部位的肿瘤复杂。随着细胞形态学、免疫组化、细胞化学、电镜技术、细胞遗传学和分子生物学技术的不断发展、深入，NHL 的分类也不断更新、发展和完善。由 1966 年的 Rappaport 分类、1975 年的 Lukes 和 Collins 分类、1974 年 Kiel 分类、1982 年的工作分类到 1994 年修订的欧美淋巴瘤分类方案、2001 年及 2008 年的 WHO 分类，分类系统逐步完善。WHO 分类为一开放的分类系统，可逐步添加新认识的疾病实体（entity），目前 WHO 分类已为病理及临床工作者广泛接受。

（四）诊断程序及相关注意事项

NHL 的诊断应包括病理分型、临床分期及国际预后指数（international prognosis index，IPI）评估。

生化检查包括 LDH，是 NHL 预后指标之一，需常规检测。B 超、CT 及 PET - CT 有助于诊断时确定分期并判定疗效。骨髓检查包括骨髓活检，判定有无淋巴瘤细胞浸润。

一些高危类型的 NHL（如 Burkitt 淋巴瘤）及副鼻窦、睾丸、脑膜旁、眼眶、中枢神经系统（CNS）、椎旁或 HIV 相关 NHL，需要腰穿检查明确有无中枢神经浸润并鞘内给药预防 CNS 病变。

（五）治疗

NHL 的治疗，非常强调个体化，每一种类型均为一独立的疾病实体，有各自独特的治疗措施。现按照美国NCCN指南，介绍发病率较高的几种 NHL 的治疗措施。

1. 滤泡性淋巴瘤

（1）治疗原则

1）Ⅰ期：局部放疗（RT），或化疗后放疗，或扩大野放疗，或观察。

2）腹部大包块，Ⅲ、Ⅳ期：以下指征需要治疗：适宜于临床试验，有症状，危及终末器官功能，继发于淋巴瘤的细胞减少，肿瘤高负荷，疾病稳定进展，患者要求。

（2）治疗方案　由于滤泡性淋巴瘤难以治愈，方案选择相当个体化，治疗主要包括临床试验，或局部放疗，或单因素烷化剂或联合化疗。

1）一线方案：①利妥昔单抗(美罗华) ± CHOP；②利妥昔单抗(美罗华) ± CVP；③利妥昔单抗(美罗华) ± 氟达拉滨；④利妥昔单抗(美罗华) ±FND；⑤利妥昔单抗(美罗华)。

其中，对于老年及体质虚弱的患者，首选美罗华，其次为单因素烷化剂（如瘤可宁或者 CTX）、利妥昔单抗（美罗华）维持。NCCN 强烈推荐该类患者参加前瞻性临床试验。

2）二线方案：①自体移植（ASCT）；②异基因移植（非清髓方案）；③化疗 - 免疫治疗；④放射 - 免疫治疗（90Y - ibritumomab，iodine - 131 - tositumomab）；⑤滤泡性

淋巴瘤 3 度及转化的滤泡性淋巴瘤按弥漫大 B 细胞淋巴瘤方案治疗。

3）化疗注意事项：初治治疗方案的选择应考虑到以下因素：年龄、合并症、后续治疗的可能性（如 ASCT）。治疗方案应高度个体化；化疗方案中包括蒽环类，应评估心脏功能。

2. 弥漫大 B 细胞淋巴瘤（DLBCL）

（1）治疗原则　弥漫大 B 细胞淋巴瘤结外淋巴组织易受侵犯，应视为全身性疾病，化学治疗是主要治疗手段，应以根治为治疗目标，首先应争取达到完全缓解。首次治疗是成功的关键，应予足够剂量强度的正规方案治疗，避免不规范、不足量的化疗使肿瘤细胞产生耐药，在获得短暂疗效后随即复发或恶化，丧失治愈机会。但对高肿瘤负荷的敏感病例，强烈的化疗可能导致肿瘤溶解综合征，应注意预防，对老年患者可先予 VP 方案预化疗以减轻瘤负荷。CD20 人鼠单克隆嵌合抗征作为免疫靶向治疗联合化疗可明显提高部分弥漫大 B 细胞淋巴瘤患者的缓解率及治愈率，NCCN 指南已将免疫化疗作为弥漫大 B 细胞淋巴瘤的一线治疗。放射治疗常作为巨大肿瘤部位化疗后的辅助治疗。对治疗失败或化疗后复发的病例，可采用抢救治疗（salvage therapy），但疗效有限。

弥漫大 B 细胞淋巴瘤治疗方案的确定以临床分期及国际预后指数为主要依据。不同分期的弥漫大 B 细胞淋巴瘤其治疗方案有别，无不良预后因素的患者预后良好。

若淋巴瘤发生于副鼻窦、睾丸、脑膜旁、眼眶、CNS、椎旁或 HIV 相关 NHL，需要腰穿鞘内给药预防 CNS 病变。

（2）治疗方案

1）诱导缓解治疗

① I、II 期 DLBCL 一线治疗：非巨块型（<10cm）有不良预后因素者,利妥昔单抗 + CHOP（RCHOP）方案 6~8 个

疗程±局部放射治疗(累及区域 30~36Gy);或者 RCHOP 方案 3 个疗程+局部放射治疗(累及区域 30~36Gy)。无不良危险因素者,RCHOP 方案 3 个疗程+局部放射治疗(累及区域 30~36Gy)或 RCHOP 方案 6~8 个疗程(放射治疗为禁忌时)。

巨块型(≥10cm)行 RCHOP 方案 6~8 个疗程+局部放射治疗(累及区域 30~40Gy)。

②Ⅲ、Ⅳ期 DLBCL 的一线治疗依据 IPI,低/低中危(IPI 0-1)患者可行 RCHOP 方案6~8个疗程,高中/高危(IPI≥2)推荐入组临床试验或 RCHOP 方案 6~8 个疗程。

在 3~4 个疗程后未达缓解或疾病进展的患者可依据患者具体情况选择抢救治疗或姑息治疗方案。

对无条件接受利妥昔单抗治疗的患者,CHOP 方案仍为较好方案。一项由 SWOG 及 ECOG 两个协作组完成的临床研究,比较了 CHOP 方案与其他三个较新较强的二线方案 m-BACOD、MACOP、ProMACE-CytaBOM,结果显示这些方案的完全缓解率、无进展生存率或总生存率无明显差异。这些方案在重要毒性方面亦无明显差异。

2)巩固治疗:对于高危患者推荐大剂量治疗+自体干细胞移植作为一线巩固治疗(NCCN 2B 级推荐)。

3)抢救治疗:化疗后复发难治患者,适于大剂量治疗+自体造血干细胞移植,可选用新的非交叉耐药方案(二线方案±利妥昔单抗)。也可入组临床试验。

二线方案(适宜进行大剂量化疗+自体干细胞移植)包括:①DHAP±利妥昔单抗;②ESHAP±利妥昔单抗;③GDP±利妥昔单抗;④GemOx ±利妥昔单抗;⑤ICE±利妥昔单抗;⑥miniBEAM±利妥昔单抗;⑦MINE±利妥昔单抗。

对不适于大剂量治疗的患者可采用单药利妥昔单抗和(或)下列较温和的姑息治疗方案:①利妥昔单抗单药方案;②CEPP±利妥昔单抗——口服或静脉用药;③PEPC 均

口服±利妥昔单抗；④EPOCH±利妥昔单抗；⑤临床试验或个体化治疗。

对复发病例或难治病例采用抢救治疗。

3. 高度侵袭性淋巴瘤——Burkitt's 淋巴瘤/Burkitt 样淋巴瘤

（1）治疗原则

1）LDH 正常，完全切除病灶的患者：选择临床试验，或联合化疗方案，包括强烈烷化剂、蒽环类、椎管内化疗、大剂量 MTX。

2）高危患者：选择临床试验，或联合化疗方案，包括强烈烷化剂、蒽环类、大剂量 MTX、椎管内化疗。CNS 预防列入常规治疗方案。

3）必须预防肿瘤溶解综合征。

（2）治疗方案（均包括鞘内化疗）  CHOP 为不适宜的治疗方案。

1）低危组联合化疗方案：CODOX-M±美罗华或 Hyper CVAD/MTX + Ara - C±美罗华。

2）高危组联合化疗方案：CODOX-M/Ⅳ AC 或 Hyper CVAD/MTX + Ara - C±美罗华。

3）复发病例考虑行干细胞移植。

4. 外周 T 细胞淋巴瘤

（1）病灶局限于鼻咽部，即 NK/T 细胞淋巴瘤（鼻型）

1）短程 CHOP 或类似 CHOP 方案，最多 3 个周期，随后进行受累野放疗。

2）剂量调整的 EPOCH 方案，最多 3 个周期，随后进行受累野放疗。

3）晚期 NK/T 细胞淋巴瘤的最佳方案尚未确立。CHOP 为基础的化疗疗效差，可以考虑其他方案，如以左旋门冬酰胺酶为基础的方案。

（2）外周 T 细胞淋巴瘤，非皮肤性

1）治疗原则

① I 、 II 期：临床试验，或强力化疗 6～8 疗程＋受侵淋巴结区局部 RT （30～40Gy）。

② III 、 IV 期，年龄调整的 IPI：推荐临床试验，或强力化疗 6～8 个疗程。

③必须预防肿瘤溶解综合征。

2）治疗方案

①一线方案：首选临床试验；CHOP 或 HyperCVAD/MTX－AraC 方案。中度和高度风险患者，巩固治疗需大剂量化疗和干细胞支持。ALK-1＋ALCL 预后良好，缓解期不需要巩固性的移植。

②二线治疗（适合大剂量化疗联合干细胞解救治疗者）：首选临床试验或 DHAP、ESHAP、GDP、GemOx 及 ICE 方案。

③二线治疗（不适合大剂量化疗联合干细胞解救治疗者）：首选临床试验或阿仑单抗 Alemtuzumab，环孢霉素适用于 AITL 患者。地尼白介素－毒素连接物及吉西他滨。

5. 肿瘤溶解综合征并发症治疗

肿瘤负荷较高（如巨块型 DLBCL）及对化疗敏感患者发生肿瘤溶解综合征（TLS）的几率较高。TLS 的主要实验室指标表现为三高一低，即高血钾、高尿酸、高血磷、低血钙，主要临床症状为恶心呕吐、呼吸短促、嗜睡和关节不适、心律失常、尿液混浊。

预防及治疗的核心：其一为积极补液，水化碱化尿液，使尿酸易于溶解及时排泄；其二为治疗高尿酸血症，可给予别嘌呤醇，若尿酸仍持续升高可给予拉布立酶。TLS 若未积极预防治疗，进展后可导致急性肾衰竭、心律不齐甚至死亡。

（六）疗效标准（表 4 – 14，4 – 15）

表 4 – 14　NHL 的疗效标准（不包括 PET）（NCCN 2011）

| 缓解分类 | 体格检查 | 淋巴结 | 淋巴结肿块 | 骨髓 |
|---|---|---|---|---|
| CR | 正常 | 正常 | 正常 | 正常 |
| Cru | 正常 | 正常 | 正常 | 不确定 |
| | 正常 | 正常 | 减小 > 75% | 正常或不确定 |
| PR | 正常 | 正常 | 正常 | 阳性 |
| | 正常 | 减小 ≥ 50% | 减小 ≥ 50% | 无关 |
| | 肝/脾缩小 | 减小 ≥ 50% | 减小 ≥ 50% | 无关 |
| 复发或进展 | 肝/脾增大，或出现新病灶 | 新病灶或增大 | 新病灶或增大 | 复发 |

CR：完全反应；PR：部分反应

表 4 – 15　修正的疗效标准（包括 PET）（NCCN 2011）

| 疗效 | 定义 | 结节块 | 肝/脾 | 骨髓 |
|---|---|---|---|---|
| CR | 所有疾病证据消失 | ①治疗前 FDG 染色或 PET 阳性；治疗后 PET 阴性，无论大小；②不稳定的 FDG 染色或 PET 阴性；治疗后 CT 显示缩小到正常 | 未触及，瘤消失 | 复查显示浸润清楚；如形态学不确定，则需免疫组化阴性 |
| PR | 可以测量的疾病恢复，并且无新病灶 | 6 个最大的明显肿块 SPD 缩小 ≥ 50%。①治疗前 FDG 染色或 PET 阳性；治疗后前述肿块一个或多个 PET 阳性。②不稳定的 FDG 染色或 PET 阴性；治疗后 CT 显示正常 | 瘤块 SPD 缩小 ≥ 50%（为单个瘤块的最大横径）；肝/脾不增大 | 无关。如果治疗前阳性，应明确细胞类型 |

续　表

| 疗效 | 定义 | 结节块 | 肝/脾 | 骨髓 |
|---|---|---|---|---|
| SD | 不符合 CR/PR，也不符合进展 | ①治疗前 FDG 染色或 PET 阳性；治疗后旧病灶 PET 阳性并且 CT 或 PET 未发现新病灶；②不稳定的 FDG 染色或 PET 阴性；治疗后 CT 显示病灶无变化。 | | |
| 复发或进展 | 任何新病灶或原发病灶增大 ≥50% | 新病灶任何轴线 > 1.5cm，一个以上淋巴结 SPD ≥ 50%，或者治疗前短轴 > 1cm 的淋巴结最长径增大 ≥50% 治疗前 PDG 染色淋巴瘤或 PET 阳性，治疗后侵犯部位仍阳性 | 治疗前任何侵犯部位，其最低 SPD 增大 > 50% | 新的或复发的骨髓侵犯 |

PD：疾病进展

（七）预后

NHL 的预后与病理类型密切相关，低度恶性组虽对化疗不甚敏感，但病程相对缓和，呈慢性过程，可带瘤生存多年，可有 5~10 年甚至更长的生存期，也有病例转化为其他高恶类型。高度恶性组虽增殖较快，但对化疗敏感，强烈而有效的化疗有望治愈，自体造血干细胞移植（BMT、PBSCT）及粒细胞集落刺激因（CSF）支持下的强烈化疗明显提高提高了高恶组 NHL 的缓解率，延长了无病生存期（表 4 - 16）。

表 4 - 16　国际预后指数（IPI）

| 国际预后指数 | | |
|---|---|---|
| 所有病例 | 国际指数，所有病例 | |
| 年龄 > 60 岁 | 低 | 0 或 1 |
| 血清 LDH > 正常 1 倍 | 低中 | 2 |
| Ⅲ、Ⅳ 期 | 高 | 4 或 5 |
| 结外侵犯超过 1 处 | | |
| 行为评分 2~4 | 高中 | 3 |

**续　表**

| 年龄调整的国际预后指数 | | |
|---|---|---|
| ≤60 岁病例 | 国际指数，≤60 岁病例 | |
| Ⅲ、Ⅳ期 | 低 | 0 |
| 血清 LDH > 正常 1 倍 | 低中 | 1 |
| 行为评分 2 ~ 4 | 高中 | 2 |
| | 高 | 3 |

（白庆咸）

# 多发性骨髓瘤

　　多发性骨髓瘤（MM）是浆细胞恶性增殖性疾病，骨髓中克隆性浆细胞异常增生，并分泌单克隆免疫球蛋白或其片段（M 蛋白），导致相关器官或组织损伤（ROTI）。

## 一、临床特征

　　MM 最常见的症状是与贫血、肾功能不全、感染或骨破坏相关的症状。相关的骨骼症状有骨痛、局部肿块、病理性骨折，可合并截瘫。因 M 蛋白增多导致的免疫力下降可表现为反复感染、败血症、病毒感染等形式，在 MM 患者中带状疱疹的发病率较高。M 蛋白增高还可引起高黏滞综合征、影响出凝血机制。高黏滞综合征的主要表现为头昏、眼花、耳鸣、手指麻木等。对出凝血机制的影响临床上可表现为不同形式的出血，穿刺后血肿的发生率高。某些病人以高钙血症、肾功能不全起病，主要表现有呕吐、乏力、贫血、意识模糊、多尿或便秘等。贫血呈正色素正细胞性贫血，少数合并白细胞、血小板减低。另外，某些特殊类型的 MM 还可以有淀粉样变的相关表现。

## 二、实验室检查

1. 骨骼检查，必要时行 CT、PET/CT 或 MRI。

2. 骨髓细胞形态及免疫表型分析（FCM、免疫组化）。

3. 血清免疫球蛋白及游离轻链测定，血清蛋白电泳及血清免疫固定电泳。

4. 血常规、肝肾功、LDH、血钙、C-反应蛋白、$\beta_2$ 微球蛋白。

5. FISH

del13,del17p3,t(4;14),t(11;14),t(14;16),1q21 扩增等。

## 三、诊断标准

1. 症状骨髓瘤

（1）血/尿 M 蛋白　无血/尿 M 蛋白量的限制，大多数病例 IgG > 30g/L 或 IgA > 25g/L 或 24h 尿轻链 > 1g，但有些有症状的 MM 患者低于此水平。

（2）骨髓单克隆浆细胞或者浆细胞瘤　单克隆浆细胞通常 > 10%，但未设定最低阈值，因为约 5% 有症状的 MM 患者骨髓浆细胞 < 10%，但诊断不分泌型骨髓瘤时需要浆细胞 ≥ 10%，单克隆浆细胞需要行免疫组织化学染色证实 κ 或 λ 轻链限制性表达。

（3）相关器官或组织损害，即 CRAB 征（高钙血症、肾功能不全、贫血、溶骨损害）。

2. 无症状（冒烟型）骨髓瘤

①血清 M 蛋白 ≥ 30g/L；②骨髓中单克隆浆细胞 ≥ 10%；③无 CRAB 征。

3. 分型

IgG 型、IgA 型、IgM 型、IgD 型、IgE 型、轻链型及不分泌型。轻链型又分为 κ、λ 型。

## 4. 分期

有 Durie – Salmon 分期系统和国际分期体系（ISS）（表 4 – 17，4 – 18）。

表 4 – 17　Durie – Salmon 分期标准

| I | Hb > 100g/L，血清钙 ≤ 3.0mmol/L（12mg/dl）；骨骼结构正常或孤立性骨浆细胞瘤；低 M 蛋白产率：IgG < 50g/L，IgA < 30g/L，本 – 周蛋白 < 4g/24h |
|---|---|
| II | 介于 I 和 III 期之间 |
| III | Hb < 85g/L，血清钙 > 3.0mmol/L（12mg/dl）；高 M 蛋白产率：IgG > 70g/L，IgA > 50g/L，本 – 周蛋白 > 12g/24h；骨骼检查中溶骨病损大于三处 |
| 亚型 A | 肾功能正常：血清肌酐水平 < 176.8μmol/L（2mg/dl） |
| 亚型 B | 肾功能异常：血清肌酐水平 ≥ 176.8μmol/L（2mg/dl） |

表 4 – 18　国际分期体系（ISS）

| 分期 | ISS 分期标准 |
|---|---|
| I 期 | $\beta_2$ 微球蛋白 < 3.5mg/L，白蛋白 ≥ 35g/L |
| II 期 | 介于 I 期和 III 期之间 |
| III 期 | $\beta_2$ 微球蛋白 ≥ 5.5mg/L |

## 5. 鉴别诊断

需与反应性浆细胞增多症、原发性巨球蛋白血症、转移性癌的溶骨性病变、意义未明的单克隆丙种球蛋白病及浆母细胞性淋巴瘤相鉴别。

## 四、治疗原则

### （一）无症状骨髓瘤或 Durie – Salmon 分期 I 期者

不建议化疗（除非进行临床试验），至少每 3 个月复查相关指标，直至出现症状再治疗。

### （二）症状骨髓瘤患者应积极治疗

1. 诱导治疗

（1）适合自体干细胞移植者　避免使用烷化剂和亚硝

基脲类药物。化疗方案可选用 PAD、PD、BTD 等。

（2）不适合自体干细胞移植者　化疗方案可选用 BD、MPT、MPV 等。

2. 维持治疗

选用沙利度胺、来那度胺或硼替佐米等。

3. 抢救治疗

可选用含硼替佐米方案或 DCEP、DT‑PACE 等二线方案。

## 五、疗效标准

参照欧洲骨髓移植协作组（EBMT）和国际骨髓瘤工作组（IMWG）标准。

### （一）EBMT 疗效标准

1. 完全反应（CR）须符合以下全部条件

（1）免疫固定电泳检测血清和尿中单克隆 M 蛋白消失，持续 6 周以上（存在寡克隆区带伴寡克隆免疫重建的不排除 CR）。

（2）骨髓穿刺涂片浆细胞 <5%。如果 M 蛋白持续阴性达 6 周，则无需重复骨髓检测（不分泌型骨髓瘤患者必须至少间隔 6 周后重复骨髓检测以确定 CR）。

（3）溶骨性病变的数目和大小没有增加（发生压缩性骨折不排除缓解）。

（4）软组织浆细胞瘤消失。

2. 部分反应（PR）须符合以下全部条件

（1）血清单克隆 M 蛋白减少 ≥50%（不分泌型骨髓瘤患者骨髓穿刺涂片和〔或〕骨髓活检切片浆细胞减少 ≥50%），持续 6 周以上。

（2）24h 尿轻链减少 ≥90% 或降至 200mg，至少持续 6 周。

（3）影像学或临床检查软组织浆细胞瘤大小减少 ≥50%。

（4）溶骨性病变的数量和大小没有增加（发生压缩性骨折不排除缓解）。

3. 微小反应（MR）须符合以下全部条件

（1）血清单克隆 M 蛋白减少 25% ~49%（不分泌型骨髓瘤患者骨髓穿刺涂片和〔或〕骨髓活检切片浆细胞减少 25% ~49%），持续 6 周以上。

（2）24h 尿轻链减少 50% ~89%，但仍超过 200mg/24h，持续 6 周以上。

（3）影像学或临床检查软组织浆细胞瘤大小减少 25% ~49% 。

（4）溶骨性病变的数量和大小没有增加（发生压缩性骨折不排除缓解）。

4. 无变化（NC）

未达到 MR 或疾病进展（PD）的标准。

5. 平台期

各项指标稳定（判断疗效时，各指标变化在上下 25% 以内），维持至少 3 个月。

6. CR 后复发须至少符合以下一项

（1）免疫固定电泳或常规电泳检查血或尿 M 蛋白再次出现（需排除寡克隆免疫重建）。

（2）骨髓穿刺涂片或骨髓活检切片浆细胞比例 ≥5% 。

（3）出现新的溶骨性病变或软组织浆细胞瘤，或残留骨病变扩大（发生压缩性骨折可能不表明疾病进展）。

（4）排除其他原因引的高钙血症加重（校正后血钙 > 11.5mg/dl 或 2.9mmol/L）。

7. 疾病进展（对未获得 CR 的患者）须符合下述至少一项：

（1）血清单克隆 M 蛋白水平升高 >25%（升高的绝对值必须 ≥5g/L）。

（2）24h 尿轻链增加 >25%（增加的绝对值必须 ≥

200mg/24 h）。

（3）骨髓穿刺涂片或骨髓活检切片浆细胞比例增长 >
25%（增加的绝对值至少≥10%）。

（4）现存骨病变或软组织浆细胞瘤增大。

（5）出现新的溶骨性病变或软组织浆细胞瘤（发生压
缩性骨折可能不表明疾病进展）。

（6）排除其他原因引起的高钙血症加重（校正后血
钙 >11.5mg/dl 或 2.9mmol/l）。

（二）IMWG 疗效标准

1. 严格意义的 CR（sCR）

满足 CR 标准的同时要求游离轻链（FLC）比率正常和
经免疫组化、免疫荧光证实骨髓中无克隆浆细胞。

2. CR

血清和尿免疫固定电泳阴性，软组织浆细胞瘤消失，
骨髓中浆细胞≤5%。

3. 非常好的部分缓解（VGPR）

血清和尿免疫固定电泳阳性但一般蛋白电泳检测不出，
或血清 M 蛋白降低≥90% 并且尿 M 蛋白 <100mg/24h。

4. PR

（1）血清 M 蛋白减少 ≥50%，24h 尿 M 蛋白减少 ≥
90% 或降至 <200mg/24h。

（2）如果血清和尿中 M 蛋白无法检测，要求受累 FLC
与非受累 FLC 之间的差值缩小≥50%。

（3）如果血清和尿中 M 蛋白以及血清 FLC 都不可测
定，并基线骨髓浆细胞比例≥30% 时，则要求骨髓内浆细
胞数目减少≥50%。

（4）除了上述标准外，如果基线存在软组织浆细胞瘤，
则要求浆细胞瘤大小缩小≥50%。

5. 疾病稳定（SD）

不符合 CR、VGPR、PR 及疾病进展标准。SD 不再推

第四章 疾病的诊断与治疗

荐作为疗效指标，最好用 TTP 来评价 SD。

6. 疾病进展（PD）

包括原发性疾病进展和治疗中或治疗后的疾病进展，用于计算包括 CR 患者在内的所有患者疾病进展时间（TTP）、无疾病进展生存（PFS）和终点。疾病进展至少符合以下一项与基线值相比升高≥25%：

（1）血清 M 蛋白（升高绝对值须达到 5g/L）。

（2）尿 M 蛋白（升高绝对值须≥200mg/24h）。

（3）如果血清和尿 M 蛋白无法检出，血清受累 FLC 与非受累 FLC 间差值的增加绝对值 >100mg/L。

（4）骨髓浆细胞比例的增加绝对值≥10%。

（5）出现新的溶骨性病变或软组织浆细胞瘤，或现存骨病变或者软组织浆细胞瘤增大。

（6）出现仅与浆细胞异常增殖相关的高钙血症（校正血钙 >115mg/L）。

7. 临床复发

至少符合以下一项：

（1）出现新的骨病变或者软组织浆细胞瘤。

（2）明确的骨病变或者软组织浆细胞瘤增大。明确增大定义为连续测量所有可测病灶最大两垂直径之乘积总和增加达 50%（即至少 1cm）。

（3）高钙血症（ >115mg/L）。

（4）Hb 下降≥20g/L。

（5）血肌酐上升≥176..8μmol/L（2mg/dl）。

## 六、预后

MM 自然病程具有高度异质性，中位生存期为 3 ~ 4 年，有些患者可存活 10 年以上。影响 MM 的预后因素有：年龄、C - 反应蛋白（CRP）水平、骨髓浆细胞浸润程度及 Durie - Salmon 临床分期（包括肾功能）、ISS 分期。初诊时血清免疫球蛋白游离轻链比值（rFLC）异常是 MM 不良的预后因素，rFLC 联合 ISS 对 MM 预后的预测价值更大。细胞遗传学改变是决定 MM 疗效反应和生存期的重要因素。荧光原位杂交（FISH）检测高危 MM 具有 t(4;14)、t(14;16)、t(14;20)、del(17p)，中期细胞遗传学检出 13q - 也是高危因素之一。另外，恶性浆细胞的增殖活性与分化程度、循环浆细胞数及血清乳酸脱氢酶（LDH）对于 MM 生存期的预测也均为彼此独立的预后因素。体能状态（PS）对 MM 生存期极可能具有很强的预测能力。

（舒泪泪）

# Waldenstrom 巨球蛋白血症

Waldenstrom 巨球蛋白血症（WM）是一种 B 淋巴细胞恶性增殖性疾病，其主要特征是骨髓浆样淋巴细胞浸润并 IgM 单克隆免疫球蛋白血症。在淋巴组织 REAL 和 WHO 分类中被列为淋巴浆细胞淋巴瘤（LPL）。大多数 LPL 是 WM，少数（低于 5%）病例为 IgA、IgG 分泌型及非分泌型 LPL。

## 一、疾病特征

发病较隐袭，常因血检时发现。经常以乏力和易疲劳起病。临床上可有冷球蛋白血症引起的雷诺现象及溶血性贫血、高黏滞综合征、周围神经病变和肝大。大量单克隆 IgM 可引起凝血异常及组织器官淀粉样变。骨髓涂片可见大量浆样淋巴细胞增生。少有骨痛和溶骨性损害。

## 二、诊断标准

1. 临床表现
（1）老年患者有不明原因贫血及出血倾向。

（2）有高黏滞综合征表现（视力障碍、肾功能损害、神经系统症状等）或雷诺现象。

（3）肝、脾、淋巴结肿大。

2. 实验室检查

（1）血清中单克隆 IgM > 10g/L。

（2）可有贫血、白细胞及血小板减少。

（3）骨髓、肝、脾、淋巴结中有浆样淋巴细胞浸润。

（4）免疫荧光法检查可见该细胞表面及胞浆含 IgM。

（5）血液黏滞度增高。

发病年龄、血清中单克隆 IgM > 10g/L 及骨髓中淋巴浆细胞性瘤细胞浸润是诊断本病的必要条件。

## 三、治疗原则

1. 无症状的 WM 无需治疗，只需每 3 ~ 6 个月进行临床及实验室监测。

2. 不应仅根据 IgM 的水平高低来确定治疗时间，同时也应考虑有无全身症状、脾脏及淋巴结情况、有无贫血及血小板减少及高黏滞综合征等表现。

## 四、治疗方案

1. 单药治疗

包括苯丁酸氮芥（瘤可宁）、氟达拉滨、利妥昔单抗。

2. 联合治疗

FC（氟达拉滨 + 环磷酰胺）、FR（氟达拉滨 + 利妥昔单抗）、FCR（氟达拉滨 + 环磷酰胺 + 利妥昔单抗）、R - CHOP（利妥昔单抗 + CHOP）及 RCD（利妥昔单抗 + 环磷酰胺 + 地塞米松）。

对于难治复发病例除上述治疗外尚可试用沙利度胺、雷那度胺、造血干细胞移植等。

### 五、疗效评估

1. 完全反应（CR）

无临床症状，血清中 M 蛋白消失，血象、骨髓象及血清黏滞度均恢复正常。

2. 部分反应（PR）

血清中 M 蛋白减少 50%，淋巴结缩小 50%，血清黏滞度降低 50%。

3. 微小反应（MR）

血清中 M 蛋白降低、淋巴结缩小及血清黏滞度较前好转，但减少小于 50%，大于 25%。

4. 疾病稳定（SD）

血清中 M 蛋白降低、淋巴结缩小及血清黏滞度较前好转，但减少小于 25%。

5. 疾病进展（PD）

血清中 M 蛋白、淋巴结及血清黏滞度较前无好转或上升。

（舒泪泪）

# 特发性血小板减少性紫癜

特发性血小板减少性紫癜（ITP），亦称原发免疫性血小板减少症，是一种获得性自身免疫性出血性疾病。成人发病率约为（5~10）/10 万，育龄期女性发病率高于男性，60 岁以上老年人是该病的高发群体。

### 一、临床特征

1. 急性型

发病前 1~3 周常有上呼吸道感染史。

2. 慢性型

起病缓慢或隐袭，女性患者常以月经过多为主要表现。

3. 出血特征

主要为皮肤、黏膜大小不等的瘀点、瘀斑，分布不均，常见于四肢。急性型出血严重，可突然发生广泛的皮肤黏膜大片瘀斑、口腔黏膜血疱，也可出现消化道、泌尿道出血，颅内出血是危及生命的主要原因。

4. 脾脏一般不大，反复发作者约 10% ~ 20% 可有轻度脾肿大。

## 二、实验室检查

1. 外周血小板计数减少，血小板形态大多正常。

2. 血小板功能轻度异常。

3. 骨髓巨核细胞数增多或正常

慢性型增多显著，以颗粒型巨核细胞增多为主；急性型骨髓巨核细胞正常和增多，以幼巨核细胞增多为主；但两者产血小板巨核细胞均明显减少。

4. 血小板抗体的检测

MAIPA 法检测抗原特异性自身抗体的特异性高，可以鉴别免疫性与非免疫性血小板减少，有助于 ITP 的诊断。血小板相关免疫球蛋白（PAIg）多数增高，缓解时降低。

## 三、诊断标准

1. 至少 2 次检查血小板计数减少，血细胞形态无异常。

2. 脾脏不增大或仅轻度肿大。

3. 骨髓检查

巨核细胞数增多或正常，有成熟障碍。

4. 以下五点中应具备任何一点

①泼尼松治疗有效。②切脾治疗有效。③PAIgG 增多，PAC3 增多。④血小板寿命测定缩短。⑤排除继发性血小板

减少症，如自身免疫性疾病、甲状腺疾病、药物诱导的血小板减少、同种免疫性血小板减少、淋巴系统增殖性疾病、骨髓增生异常（再生障碍性贫血和骨髓增生异常综合征）、恶性血液病、慢性肝病、脾功能亢进、血小板消耗性减少、妊娠血小板减少、感染等；排除假性血小板减少以及先天性血小板减少等。

### 四、临床分期

按疾病发生的时间及其治疗情况分期：

1. 新诊断的 ITP

指确诊后 3 个月以内的 ITP 患者。

2. 持续性 ITP

指确诊后 3 ~ 12 个月血小板持续减少的 ITP 患者，包括没有自发缓解的患者或停止治疗后不能维持完全缓解的患者。

3. 慢性 ITP

指血小板减少持续超过 12 个月的 ITP 患者。

4. 重症 ITP

指血小板（PLT）< $10 \times 10^9$/L，且就诊时存在需要治疗的出血症状或常规治疗中发生新的出血症状，且需要采用其他升高血小板药物治疗或增加现有治疗的药物剂量。

5. 难治性 ITP

指满足以下三个条件的患者：①脾切除后无效或者复发；②仍需要治疗以降低出血的危险；③排除其他原因引起的血小板减少症，确诊为 ITP。

### 五、治疗原则

#### （一）新诊断 ITP 的一线治疗

1. 肾上腺糖皮质激素为首选药物

泼尼松 1.0mg/（kg·d）开始，分次或餐后顿服。病情严重的患者用等效剂量的地塞米松、甲泼尼龙等非胃肠道给药方式，待病情好转时改为口服。稳定后剂量逐渐减少到（5～10mg/d），维持 3～6 个月。泼尼松治疗 4 周，仍无反应，说明泼尼松治疗无效，应迅速减量至停用。

大剂量地塞米松（HD－DXM），40mg/d，口服或静注，第 1～4 天，无效患者可在半个月后重复 1 次。应用时，注意监测血压、血糖的变化，预防感染，保护胃黏膜。长期应用泼尼松及其他免疫抑制剂治疗效果欠佳的患者改用 HD－DXM 治疗可能引起感染等严重并发症，应慎用。

长期应用糖皮质激素治疗的部分患者可出现骨质疏松、股骨头坏死，应及时进行检查并给予二膦酸盐作预防治疗。长期应用激素还可出现高血压、糖尿病、急性胃黏膜病变等不良反应，也应及时检查处理。另外 HBV DNA 复制水平较高的患者应慎用糖皮质激素。

2. 静脉用免疫球蛋白（IV Ig）

（1）治疗指征　①ITP 的紧急治疗；②不能耐受肾上腺糖皮质激素或者拟行脾切除术的术前准备；③合并妊娠或分娩前；④部分慢作用药物（如达那唑或硫唑嘌呤）发挥疗效之前。

（2）常用剂量　400mg/（kg·d），第 1～5 天；或 1.0g/（kg·d），第 1 天，严重者连用 2 天。必要时可以重复。静脉用免疫球蛋白慎用于 IgA 缺乏患者、糖尿病患者和肾功能不全患者。

（二）成人 ITP 患者的二线治疗

1. 脾切除

（1）切除指征　①正规糖皮质激素治疗 4～6 周无效；②泼尼松治疗有效，但维持剂量 >30mg/d；③有使用糖皮质激素的禁忌证（年龄 <16 岁；妊娠早期和晚期；因其他疾病不能手术）。

（2）对于切脾治疗无效或最初有效随后复发的患者应进一步检查是否存在副脾。

2. 药物治疗

（1）硫唑嘌呤 常用剂量为 100~150mg/d，分 2~3 次口服，根据患者白细胞计数调整剂量。不良反应为骨髓抑制、肝肾损害。

（2）环孢素 常用剂量为 5mg/（kg·d），分 2 次口服，根据血药浓度调整剂量。不良反应包括肝肾损害、齿龈增生、毛发增多、高血压、癫痫等，用药期间应监测肝、肾功能。

（3）达那唑 常用剂量为 400~800mg/d，分 2~3 次口服，该药起效慢，需持续使用 3~6 个月。与肾上腺糖皮质激素联合，可减少肾上腺糖皮质激素用量。达那唑的不良反应主要为肝功能损害，月经减少，偶有毛发增多，停药后可恢复。对月经过多者尤为适用。

（4）利妥昔单抗 剂量为 375mg/m$^2$，静脉滴注，1 次/周，共 4 次。一般在首次注射 4~8 周内起效。也可每次 100mg，静脉滴注，每周一次，共 4 次。

（5）TPO 和 TPO 受体激动剂 重组 TPO：1μg/（kg·d），×14d，PLT 达 $100×10^9$/L 停药。

（6）长春碱类 长春新碱（VCR）应用剂量为 1.4mg/m$^2$（最大剂量为 2mg），每周一次，静脉缓慢滴注，共 3~6 次。或长春花碱酰胺（VDS）4mg，每周一次，缓慢静滴，共 3~6 次。不良反应主要有周围神经炎、脱发、便秘和白细胞减少等。

（7）其他 环磷酰胺、重组 α-干扰素、抗淋巴细胞球蛋白（ATG）、维生素 C 等。

（三）血小板悬液输注

急性型患者 PLT 常 <（10~20）×$10^9$/L，有严重出血，应用药物不能立即升高血小板时应输注血小板浓缩液。选用同血型单一供者，以免发生同种免疫反应。按每 10kg 体重 1U（400ml 血中的血小板），连续输用 3~4 天。

## 六、疗效判断

1. 完全反应（CR）

治疗后 PLT ≥ $100 \times 10^9$/L 且没有出血。

2. 有效（R）

治疗后 PLT ≥ $30 \times 10^9$/L 并且至少比基础血小板计数增加两倍，且没有出血。

3. 无效（NR）

治疗后 PLT < $30 \times 10^9$/L 或者血小板计数增加不到基础值的两倍或者有出血。

定义 CR 或 R 时，应至少检测 2 次，其间至少间隔 7 天。

（杨　岚）

# 过敏性紫癜

过敏性紫癜是由于机体对某些致敏物质发生变态反应，引起广泛的小血管炎，使小动、静脉及毛细血管的通透性和脆性增加，发生渗出、水肿和出血，是常见的血管变态反应性出血性疾病。多见于儿童和青少年，男性略多于女性。四季均可发病，以冬、春季为主。

## 一、临床特征

起病前 1～3 周常有上呼吸道感染。首症以皮肤紫癜最常见，少数病例在紫癜前先有关节痛或腹痛或腰痛、血尿或黑便等表现。根据病变累及部位所出现的表现分为以下类型：

1. 皮肤型

最常见，皮肤出现突出皮面的红色出血性皮疹，局限于四肢，对称性分布，分批出现。

2. 关节型

除皮肤紫癜外，病变累及大关节，出现关节肿胀、疼痛，功能障碍，可呈游走性，反复发作，但不留关节畸形。

3. 腹型

除皮肤紫癜外，出现恶心、呕吐、腹痛、腹泻，重者可出现黑便，甚至消化道大出血。幼儿可出现肠套叠、肠坏死。

4. 肾型

除皮肤紫癜外，出现血尿、蛋白尿及管型尿，偶见高血压、水肿。是本病最常见的并发症，国内报道发生率为12%～49%，称为紫癜性肾炎，多见于青少年。一般于紫癜出现后 1～8 周内发生。少数（6%）发展为慢性肾炎或肾病综合征，极少数进展为肾衰竭。

5. 混合型

皮肤紫癜合并上述两种以上临床表现。

其他表现：少数病人出现紫癜后病变累及脑及脑膜血管，表现有中枢神经系统症状，如头痛、呕吐、头昏、神志恍惚、烦躁不安、谵妄、颅内出血、昏迷等。尚可有哮喘、声带水肿、虹膜炎或结膜、视网膜出血。

## 二、实验室检查

毛细血管脆性试验可阳性；尿常规检查可见蛋白尿、血尿、管型尿等；血常规检查血小板计数正常，凝血功能除出血时间（BT）可延长外均正常。

## 三、诊断标准

主要依据：临床表现、实验室检查、组织学检查。

发病前 1～3 周常有低热、咽痛、上呼吸道感染及全身不适等症状。以下肢大关节附近及臀部分批出现对称分布、大小不等的丘疹样紫癜为主，可伴有荨麻疹或水肿、多形性红斑。病程中可有出血性肠炎或关节痛，少数患者腹痛或关节痛可在紫癜出现前 2 周发生。可有紫癜性肾炎。

临床表现符合，特别是非血小板减少性紫癜，有典型皮疹，能排除其他类型紫癜者，可以确定诊断。鉴别诊断确有困难的可作病理检查。

## 四、治疗

1. 去除病因

控制感染，驱除寄生虫，避免过敏性食物或药物。

2. 一般治疗

（1）抗组织胺类药物　盐酸异丙嗪、扑尔敏、赛庚啶等口服。甲氰咪胍 1.2g/d，静脉滴注，缓解后改口服，0.8～1.0g/d，连用 1 个月。

（2）芦丁和维生素 C　降低毛细血管渗透性及脆性。一般剂量宜大，维生素 C 以静脉注射为佳。

（3）止血药　安络血、止血敏肌注或静注。有肾脏病变者，慎重应用抗纤溶药物。

（4）解痉药　腹痛者可用山莨菪碱或阿托品。

3. 肾上腺皮质激素

抑制抗原 - 抗体反应，具有抗过敏及改善血管通透性作用。对皮肤型、腹型、关节型疗效好，对肾型无效。一般用强地松或氢化考的松，症状控制后减量直至停用。

4. 免疫抑制剂

对紫癜性肾炎，激素疗效不佳或病情迁延者可加用免疫抑制剂。多用环磷酰胺或硫唑嘌呤。环磷酰胺 2～3mg/（kg·d），硫唑嘌呤 2.5mg/（kg·d），连服 4～6 个月。

（顾宏涛）

# 血友病

血友病是一组遗传性出血性疾病，为 X 性联隐性遗传。临床上分为血友病 A（凝血因子Ⅷ缺陷症）和血友病 B（凝血因子Ⅸ缺陷症）两型，常在儿童期起病。血友病患儿绝大多数为男性，女性患者罕见。

## 一、临床特征

关节、肌肉、内脏和深部组织自发性或轻微外伤后出血难止、延迟，持续而缓慢的渗血。出血发作是间歇性的。也可表现在拔牙或其他小手术时出血不止。

关节腔出血在本症最具有特征性，几乎见于所有严重病例。关节出血反复发作次数过多时，可以出现慢性血友病性关节炎，造成永久性关节破坏、关节活动受限、关节变形、关节附近肌肉萎缩，最后功能丧失，造成残疾。最常受累的关节，在婴儿期为踝关节，儿童和成人为膝关节，而肩、肘、腕、髋和指关节等较少累及。

## 二、实验室特征

1. 筛选试验

活化部分凝血活酶时间（APTT）、凝血酶原时间（PT）、纤维蛋白原或凝血酶时间、出血时间、血小板计数和血小板形态、血小板聚集试验等。以上试验除 APTT 外，其他均正常。

2. 确诊试验

因子Ⅷ活性（FⅧ：C）测定和因子Ⅸ活性（FⅨ：C）测定可以确诊血友病 A 和血友病 B，并对血友病进行分型；同时应行 vWF：Ag 和瑞斯托霉素辅因子活性测定（血友病患者正常）与血管性血友病鉴别。抗体筛选试验和抗体滴度测定诊断因子抑制物是否存在。

3. 基因诊断试验

主要用于携带者检测和产前诊断。产前诊断可在妊娠 8～10 周进行绒毛膜活检确定胎儿的性别，以及通过胎儿的 DNA 检测致病基因。妊娠 15 周左右可行羊水穿刺进行基因诊断，分析 FⅧ基因内或基因旁的限制性片断长度多态性和串联重复序列，可有效地进行产前诊断和遗传咨询。女性携带者与健康男性所生的男孩中 50% 为患者，女孩 50% 为携带者；而健康女性与血友病患者父亲所生男孩 100% 健康，女孩 100% 是携带者。

## 三、诊断及临床分型

通过详细询问出血病史、家族史（如果无家族史也不能除外）、上述临床表现和实验室检查可以明确诊断。

根据患儿血浆中 FⅨ或 FⅣ的水平将血友病临床严重程度分为 3 型（表 4 - 19）。

表 4 - 19　血友病 A/B 的临床分型

| 分型 | FⅧ：C/FⅨ：C 水平（% 或 U/ml） | 出血严重程度 |
| --- | --- | --- |
| 重型 | <1（或 <0.01） | 自发性反复出血，见于关节、肌肉、内脏、皮肤、黏膜等 |
| 中型 | 1～5（或 0.01～0.05） | 有自发性出血，多在创伤、手术后有严重出血 |
| 轻型 | 5～25（或 0.05～0.25） | 无自发性出血，创伤、手术后出血明显 |
| 亚临床型 | 25～45（或 0.25～0.45） | 常在创伤、手术后有异常出血 |

## 四、治疗原则

替代治疗是血友病目前最有效的止血治疗方法。

1. 按需治疗

（1）治疗原则 早期，足量，足疗程。

（2）制剂选择 血友病 A 首选 FⅧ浓缩制剂或基因重组 FⅧ，其次可以选择冷沉淀。血友病 B 首选 FⅨ浓缩制剂或基因重组 FⅨ或凝血酶原复合物。如上述制剂均无法获得，可选择新鲜冰冻血浆（每次≤10ml/kg）。伴随抑制物患者，可根据血友病类型选用凝血酶原复合物（PCC）或重组活化的凝血因子Ⅶ（rhFⅦa）制剂。

（3）治疗剂量 计算方法：FⅧ首次需要量 =（需要达到的 FⅧ浓度 - 患者基础 FⅧ浓度）×体重（kg）×0.5；在首剂给予之后每 8～12h 输注首剂一半。FⅨ首次需要量 =（需要达到的 FⅨ浓度—患者基础 FⅨ浓度）× 体重（kg）；在首剂给予之后每 12～24h 输注首剂一半。

欲达到因子水平和疗程：国内多使用下列治疗方法（表 4 - 20）。

表 4 - 20 血友病凝血因子制品治疗欲达到因子水平和疗程

| 出血程度 | 欲达到因子水平（%） | 疗程（d） |
|---|---|---|
| 极重度（颅内出血）及大手术 | 60～80 | 10～14 |
| 重度（威胁生命出血：包括消化道、腹腔、咽喉、髂腰肌） | 40～50 | 7～10 |
| 中度（关节、非危险部位肌肉等出血） | 30～40 | 5～7 |
| 轻度（皮下、非危险部位软组织等出血） | 20～30 | 3～4 |

2. 辅助治疗

（1）RICE（休息、冷敷、压迫、抬高）原则 急性出血时执行，在没有补充凝血因子的情况下也可部分缓解关节、肌肉出血。

（2）抗纤溶药物 适用于黏膜出血，但禁用于泌尿道出血并避免与凝血酶原复合物浓缩剂（PCC）同时使用。使用剂量：静脉用氨甲环酸每次 10mg/kg，口服每次 25mg/kg，6 - 氨基己酸每次 0.05～0.1g/kg，每 8～12h 1 次，＞30kg 体重剂量同成人。也可漱口使用，尤其在拔牙和口腔出血时。该药的使用时间不宜超过 2 周。

（3）DDAVP（1 - 去氨基 - 8 - 右旋 - 精氨酸加压素）针剂　世界血友病联盟推荐轻型血友病 A 首选，适用于＞2 岁患儿，重型患儿无效。需要进行预试验确认有效，使用后因子浓度升高＞30% 或较前上升＞3 倍为有效。有效患儿才可以在某些治疗（因子浓度提高范围内可治疗的出血）时使用，或在因子短缺的情况下同因子制品一起使用，减少因子制品的使用量。试验有效的患儿也可使用专供血友病患者使用的 DDAVP 鼻喷剂喷鼻来控制轻微出血。使用剂量：静注 0.3μg/kg。

（4）止痛药物　根据病情选用对乙酰氨基酚和阿片类药物，禁用阿司匹林和其他非甾体类抗炎药。

（5）物理治疗和康复训练　可以促进肌肉、关节积血吸收，消炎消肿，维持正常肌纤维长度，维持和增强肌肉力量，维持和改善关节活动范围。在非出血期积极、适当地运动对维持身体肌肉的强壮并保持身体的平衡以预防出血非常重要。

3. 预防治疗

预防治疗是有规律地输入凝血因子，保证血浆中的因子（FⅧ：C／FⅨ：C）长期维持在一定水平，从而减少反复出血、致残，力争患儿能够健康成长。初级预防：婴幼儿在确诊后第 1～2 次出血时或 2 岁前即开始实施预防治疗。次级预防：患儿有明显的靶关节出血/关节损害后，才开始预防治疗。重型患儿和有关节病变的患儿应根据病情及早开始。

（1）方式　①临时预防（单剂预防）法：在估计可能

诱发出血的事件前，单一剂量保护性注射凝血因子制品。②短期预防法：在一段时期内（1~3个月），定期注射凝血因子，以阻止"靶关节"反复出血的恶性循环或严重出血事件，防止损伤加重或延缓并发症的发生。③长期预防（持续预防）法：长期定期使用凝血因子制品，尽可能减少出血，以保证患儿维持接近正常同龄儿的健康生活。

（2）方案　①血友病A：标准剂量为浓缩凝血因子Ⅷ每次25~40U/kg，每次3次或每2天一次。根据我国目前经济现状和治疗条件，可考虑减低剂量的方案，如小剂量方案，在国内一些临床实验中也取得了比较好的效果，即：浓缩凝血因子Ⅷ每次10U/kg，每周2次。②血友病B：标准剂量为浓缩凝血因子Ⅸ每次25~40U/kg，每周2次。同上述原因，可考虑小剂量治疗方法，浓缩凝血因子Ⅸ制品或PCC每次20U/kg，每周1次。

### 五、抑制物

10%~20%的血友病A患者和1%~3%的血友病B患者，在其病程中可出现相应的FⅧ/FⅨ抑制物，两种抑制物属同种免疫抗体，此时需作出准确的诊断和合理的处理。

1. 临床表现

血友病患儿突发临床出血症状加重、频率增加，或对以往替代治疗措施无效。

2. 实验诊断

检测FⅧ/FⅨ抑制物，并排除狼疮抗凝物（LA）和抗心磷脂抗体（ACA）存在。低滴度抑制物：抑制物滴度<5BU/ml；高滴度抑制物：抑制物滴度>5 BU/ml。

3. 抑制物的治疗原则

（1）临床无出血或有轻度出血的低滴度抑制物患者，可不应用凝血因子制品，有条件时可用DDAVP治疗，但需应用免疫抑制剂以阻止抑制物的产生或加重，并进行临床观察和实验监测。

（2）临床有明显活动性出血、伴高滴度抑制物的患者，需用凝血因子制品止血，并用免疫抑制剂以阻止抑制物的产生。

（3）对抑制物呈高滴度或高反应性者，在 rhF Ⅷ 和 PCC 治疗无效时，可考虑使用 rhFV Ⅶ a 制品。

# 输血不良反应

输血不良反应是指在输血过程中或输血后，受血者发生了由原来的疾病不能解释的新的症状或体征。输血不良反应有广义与狭义之分。广义的输血不良反应包括在输血过程中和输血后因血液成分本身、外来物质和微生物传播引起的副作用和疾病。输血不良反应的狭义概念不包括输血传播的疾病（即输血相关疾病，主要指供血者血液中的病原微生物通过输血使受血者感染引起的疾病，这些病原微生物主要有病毒、细菌、寄生虫等，主要包括艾滋病、输血后病毒性肝炎和梅毒等）。本文所指的输血不良反应采用其狭义概念。

## 一、分类

见表 4 - 21。

表 4 - 21　输血不良反应的分类

|  | 即发反应（24h 内发生） | 迟发反应（24h 后发生） |
|---|---|---|
| 免疫性反应 | 发热反应 | 溶血反应 |
| | 过敏反应 | 移植物抗宿主病 |
| | 溶血反应 | 输血后紫癜 |
| | 输血相关的急性肺损伤 | 血细胞或血浆蛋白同种异体免疫 |

| | 即发反应（24h 内发生） | 迟发反应（24h 后发生） |
|---|---|---|
| 非免疫性反应 | 细菌污染反应 | 含铁血黄素沉着症或血色病 |
| | 循环超负荷 | 血栓性静脉炎 |
| | 空气栓塞 | |
| | 出血倾向 | 输血传播的疾病（输血传染病）如：肝炎、艾滋病等 |
| | 枸橼酸中毒 | |
| | 非免疫性溶血反应 | |
| | 电解质紊乱 | |
| | 肺微血管栓塞 | |

## 二、发热反应

　　是输血反应最常见的一种。依据病因的不同，临床常见非溶血性发热输血反应（FNHTR）和细菌污染性输血反应。

　　1. 非溶血性发热输血反应

　　（1）病因　①致热原极其少见；②免疫反应国内较多见：多次输入 HLA 不相合的白细胞、血小板或妊娠后受血者产生白细胞和（或）血小板抗体（也可以是血浆蛋白抗体），当再次输入血细胞时可产生抗原－抗体反应，激活补体，进一步引起白细胞溶解，释放热原。

　　（2）临床特征　常发生在输血后 15～20 分钟，或发生在输血后数小时。起始寒战，其后发热，血压多无变化。当患者白细胞凝集素效价高时，可在开始输血 5 分钟就出现面部潮红、热感，输血后 1 小时出现高热。某些患者可伴有恶心、呕吐、皮肤潮红、心悸、心动过速和头痛，反应持续 30 分钟至数小时后完全消退。

　　（3）诊断　①输血开始至 2 小时以内体温升高 1 ℃以上，并伴有发热症状者。②有多次输血或妊娠史。③注意与轻症溶血反应和细菌污染血反应鉴别（表 4－22）。

第四章　疾病的诊断与治疗

表 4 -22　　FNHTR 与细菌污染血反应鉴别

|  | FNHTR | 细菌污染血反应 |
|---|---|---|
| 发热 | 有 | 有 |
| 寒战 | 有 | 有 |
| 血压 | 无变化 | 低血压或休克 |
| 皮肤充血 | 无 | 有 |
| 对症处理 | 很快缓解 | 无效 |

（4）治疗　①停止输血，保持静脉输液通畅；②寒战期注意保暖，口服阿司匹林或给予抗组胺药物；③观察病情变化，每 15 ~ 30 分钟测体温、血压一次；④高热时给予物理降温。

（5）预防　①选用无热原技术配制血液保存液，制备成分血；②输注去除白细胞的血液制品；③输血开始 15 分钟减慢速度。输血前 30 分钟可给异丙嗪 25mg，肌内注射。

2. 细菌污染血的输血反应

细菌污染血的输血反应是指受血者输入了含有大量细菌的血液所引起的严重输血不良反应。

（1）病因　①保存液、采血和输血器具消毒不严，血袋有破损；②采血或成分制备中无菌操作不严格；③献血者有菌血症（如有局部感染灶等）；④污染细菌的种类：红细胞制品以革兰阴性菌常见，血小板制品以革兰阳性菌常见，死亡病例中革兰阳性菌占 23%，非死亡病例中革兰阳性菌占 65%。

（2）临床特征　①轻者以发热为主，易误诊为非溶血性发热反应。②重者于输入少量血后发生畏寒、寒战、高热、血压下降，甚至发生休克和肾衰竭。全麻时只有血压下降和手术野渗血不止。

（3）诊断　①取血袋剩余血直接涂片查找细菌（若阴性也不能排除诊断）。②取血袋剩余血和病人血液作需氧菌和厌氧菌培养，二者细菌一致可确诊。

（4）预防　①严格献血者筛选：询问病史，测体温。②献血后 3 天内献血者回告有无出现感染。③环境、穿刺部位的消毒。④去除最初的 10 ~ 42ml 的血液：可以降低 30% ~ 72.4% 的细菌污染发生率。⑤缩短血小板的储存时间：大部分细菌污染的输血反应发生在储存 3 天以上的血小板。⑥白细胞过滤可使细菌污染反应减少 66%。⑦血液采集后在室温保存 2 ~ 20 小时后再进行分离。⑧细菌培养：50% 的细菌污染在 24 小时内培养阴性。

### 三、过敏反应

1. 病因

（1）IgA 抗体和 IgA 同种异型抗体　①IgA 缺乏：多次输血或其他刺激后产生抗 IgA 抗体（可不一定有输血或妊娠史），当输入相应 IgA 时便发生 IgA 的抗原抗体反应，甚至出现过敏性休克。②IgA 正常者：多次输血可产生 IgA 同种异型抗体导致严重过敏反应

（2）过敏体质　平时对某些物质过敏（如花粉、牛奶、鸡蛋等）的患者，易发生中度至严重荨麻疹，这可能是由于 IgE 抗特应性变应原所致。

（3）被动获得性抗体　献血者的抗体（如青霉素）通过输血传给受血者，当受血者接触相应抗原时可发生过敏反应。

2. 临床特征

（1）轻度　皮肤瘙痒、红斑、荨麻疹、血管神经性水肿和关节痛。血液中嗜酸性细胞增多。

（2）重度　支气管痉挛、发绀、呼吸困难、肺部有喘鸣、脉搏快、低血压、胸部压迫感，甚至出现过敏性休克、喉头水肿以致窒息。有的患者易伴发热、寒战、咳嗽、恶心、呕吐、腹痛和腹泻等症状。

3. 治疗

（1）轻者　减漫输血速度，给予抗组胺药，或肾上腺素（1：1000）0.5~1ml，皮下注射、静脉注射糖皮质激素。

（2）重者　立即中断输注血液制品，注射肾上腺素，必要时作气管插管或切开。

4. 预防

①有过敏史者，输血前半小时给予抗组胺类药物；②采血前4h供血者应禁食，有过敏史者不宜献血；③有抗IgA患者用洗涤红细胞。

## 四、溶血反应

发生率虽低，但危险性大，尤其是急性溶血性输血反应，死亡率高。

1. 病因

（1）免疫性溶血反应　①ABO血型不合：抗体为IgM抗体，为天然完全抗体，主要是血管内溶血。②Rh血型不合：抗体为IgG抗体，为免疫性不完全抗体，主要是血管外溶血。③其他血型系统血型不合引起的溶血：如MNSs、Lewis、Kell、Di等，发生的溶血有血管内或血管外溶血。④献血者间血型不合：见于大量输血或短期内输入多个献血员的血。

（2）非免疫性溶血反应（此类反应较少见）　①红细胞发生机械性损伤或破坏：包括低渗液体输注，冰冻、过热或机械操作破坏红细胞。②某些药物的混入。③献血或受血者红细胞有缺损（如某些红细胞缺陷性疾病）。④受者情况特殊，如自身免疫性溶血性贫血（AIHA）患者体内的自身抗体可破坏输入的异体红细胞。

2. 临床特征

起病急缓与血型及输血量有关，A、B、O血型不合，输入50ml以下即可产生症状，输入200ml以上可发生严重溶血反应，甚至死亡。Rh 血型不合反应多出现在输血后 1～2 小时，随抗体效价升高亦可发生血管内、外溶血。

（1）常见表现为寒战、颜面潮红、呼吸困难、低血压、创面渗血，出现血红蛋白尿、尿少、尿闭以至发展成肾衰竭和尿毒症（常于反应后 1～2 周变得明显）。

（2）重型患者可突发休克，可发生广泛渗血及凝血障碍而一步引起 DIC。

（3）迟发性溶血反应　主要属于血管外溶血。常见于 Rh 血型不合，偶见于其他血型系。在经产妇或有输血史者，输血后数天或数周发生原因不明的发热、贫血、黄疸，症状轻微，网织红细胞增多，球形红细胞增多，结合珠蛋白降低，可有肝脾肿大，血红蛋白尿少见。

3. 处理

①立即停止输血，进行溶血有关检查；②积极抢救，重点在于抗休克，维持有效循环，保护肾脏，防治 DIC。

4. 预防

①加强责任心，严格执行操作规程；②抗红细胞抗体效价低，配血时出现弱凝者要重视；③慎输或不输冷凝集血。

## 五、输血相关性移植物抗宿主病

本病是一种免疫反应。

1. 病因

供者的淋巴细胞在受血者体内植入并增殖，而受血者无力辨认与破坏这种具有免疫活性的淋巴细胞。植入的细胞与受者的组织发生反应，引起移植物抗宿主病（GVHD）。

2. 临床特征

多出现在输血后 4～30 天。表现为高热、皮肤潮红或红斑、恶心、呕吐、黄疸、腹痛、腹泻、全血细胞减少、肝功能异常或衰竭，甚至死亡。此病多发生在先天性或获得性免疫缺陷者，如造血干细胞移植受者。

3. 预防

γ 射线照射血液。

## 六、大量输血后的并发症

### 1. 循环系统负荷过重

大量输血或受血者心功能不全时，输血可致心衰、肺水肿，严重者则可在数分钟内死亡。这是由于输血过多过快，超过患者的正常血容量所致。

（1）原因　①老年心功能较差、儿童血容量少不能耐受大量输血。②原有心肺功能不全者，慢性严重贫血者。③大量快速输血输液，或输注高浓度白蛋白（20% ~ 25%）而引起大量组织间隙水分进入血管内，引起心脏负担过重。④血浆胶体压下降（如低蛋白血症）或肺血管渗透性增加（如大面积肺炎）时输入量虽不多，但只要血管内压升高，即易引起肺水肿。

（2）临床特征　早期的信号是全身静脉压升高，伴肺血管内血量增加和肺活量减少。输血中或输血后 1 小时内患者突然心率加快、心音变弱、脉搏微弱、呼吸困难、胸紧、头痛、头胀，发绀、咳出大量血性泡沫痰，直坐时颈静脉怒张、肺部出现湿性啰音，可发生房颤或心房扑动，严重者可于数分钟内死亡。临床症状加上收缩压迅速增加 6.7kPa 以上时，可作此诊断。

（3）预防　控制输入速度及血量。对有心肺疾患及老年患者，输血量一次不宜 > 300ml。严重贫血者应输适量浓集红细胞，可减轻循环负荷过重。

（4）治疗　立即停止出血，取半卧位并吸氧，静注强心、利尿剂。

### 2. 铁过载

如果患者长期反复接受输注红细胞治疗，体内铁可明显增加，发生铁过载。一个单位红细胞（200ml 全血）含铁 200～230mg，约输注 20U 红细胞后，可引起输血后非转铁蛋白结合铁含量增高，沉积在重要脏器中，可致糖尿病、肝大甚至肝硬化，心脏也可发生心律失常。

预防：严格掌握输血适应证，尽量控制输血量。输血依赖的患者根据血清铁蛋白检测铁含量等，选用铁螯合剂治疗。

3. 高钾血症

全血和红细胞在保存期间，随着库存时间的增加，其血浆中的钾含量也逐渐增多，这是由于红细胞中 $K^+$ 的外溢。大量输血可引起钾中毒，患者血浆中钾浓度达到 8mmol/L 时，可引起心电图显著改变，约为 10mmol/L 时，可认为是即刻死亡的原因。

4. 枸橼酸盐中毒

临床输血中的血液大多数是用 ACD 或 CPD 抗凝，当大量输血或换血时，血浆中的枸橼酸盐很容易达到中毒水平（约 1g/L），由于过量的枸橼酸盐同血钙结合成整合物从而引起低钙血症，需静脉补钙治疗。此外，大量输入库存血时，因库存血中血小板和凝血因子含量减少以及大量枸橼酸钠进入人体，可干扰正常凝血功能至输血后出血。

（杨　岚）

# 第五章　常用化疗方案

## 白血病相关化疗方案

| 方案 | 药物 | 剂量 | 用法 | 时间 |
|---|---|---|---|---|
| DA | 柔红霉素（DNR） | $40 \sim 60\text{mg/m}^2$ | IV | d 1～3 |
| | 阿糖胞苷（Ara－C） | $100\text{mg} \sim 200\text{mg/m}^2$ | IV | d 1～7 |
| MA | 米托蒽醌（NVT） | $6 \sim 10\text{mg/m}^2$ | IV | d 1～3 |
| | 阿糖胞苷（Ara－C） | $100\text{mg} \sim 200\text{mg/m}^2$ | IV | d 1～7 |
| IDA | 去甲氧柔红霉素（IDA） | $8 \sim 12\text{mg/m}^2$ | IV | d 1～3 |
| | 阿糖胞苷（Ara－C） | $100\text{mg} \sim 200\text{mg/m}^2$ | IV | d 1～7 |
| HA | 高三尖杉酯碱（HHT） | $2 \sim 2.5\text{mg/m}^2$ | IV | d 1～7 |
| | 阿糖胞苷（Ara－C） | $100\text{mg} \sim 200\text{mg/m}^2$ | IV | d 1～7 |
| CAG | 阿克拉霉素（Acla） | $20\text{mg/m}^2$ | IV | d 1～4 |
| | 阿糖胞苷（Ara－C） | $20\text{mg/m}^2$ | IH | d 1～14 |
| | 粒细胞刺激因子（G－CSF） | $3 \sim 5\mu\text{g/kg}$ | IH | d 1～14 |
| ME | 米托蒽醌（NVT） | $10\text{mg/m}^2$ | IV | d 1～5 |
| | 依托泊苷（VP－16） | $100\text{mg/m}^2$ | IV | d 1～5 |
| VDLP (D) | 长春新碱（VCR） | $1.4\text{mg/m}^2$ | IV | d 1,8,15,22 |
| | 柔红霉素（DNR） | $40\text{mg/m}^2$ | IV | d 1～3,d 15～17 |
| | 左旋门冬酰胺酶（L－ASP） | $6000\text{U/m}^2$ | IV | d 11,14,17,20,23,26 |
| | 泼尼松（PDN） | $60\text{mg/m}^2$ | PO | d 1～28 |
| | 或地塞米松（Dex） | $8\text{mg/m}^2$ | IV | d 1～28 |

| 方案 | 药物 | 剂量 | 用法 | 时间 |
|---|---|---|---|---|
| VDCP (D) 每28天为1个疗程 | 长春新碱（VCR） | 1.4mg/m² | IV | d 1,8,15,22 |
| | 柔红霉素（DNR） | 40mg/m² | IV | d 1~3,d 15~17 |
| | 环磷酰胺（CTX） | 750mg/m² | IV | d 1,15 |
| | 泼尼松（PDN） | 60mg/m² | PO | d 1~28 |
| | 或地塞米松（Dex） | 8mg/m² | IV | d 1~28 |
| CAM | 环磷酰胺（CTX） | 750mg/m² | IV | d 1,8 |
| | 阿糖胞苷（AraC） | 75mg/m² | IV | d 1~3,8~10 |
| | 6-巯基嘌呤(6-MP) | 60mg/m² | PO | d 1~7 |
| TA | 威猛（VM-26） | 100mg/m² | IV | d 1~4 |
| | 阿糖胞苷（AraC） | 100mg/m² | IV | d 1~7 |
| mM | 6-巯基嘌呤(6-MP) | 75mg/m² | PO | d 1~7 |
| | 大剂量甲氨蝶呤（MTX） | 3~5g/m² | IV | d1 持续24h静滴滴完后12h给予亚叶酸钙解救（剂量根据MTX血药浓度调整） |
| MOACD | 米托蒽醌（NVT） | 8mg/m² | IV | d 1~2 |
| | 长春新碱（VCR） | 1.4mg/m² | IV | d1 |
| | 环磷酰胺（CTX） | 600mg/m² | IV | d1 |
| | 阿糖胞苷（AraC） | 100mg/m² | IV | d 1~5 |
| | 地塞米松（Dex） | 6mg/m² | PO | d 1~7 |
| FLAG | 氟达拉滨（Flu） | 30mg/m² | IV | d 1~5 |
| | 阿糖胞苷（AraC） | 1~2g/m² | IV | d 1~5（Flu用后4h） |
| | 粒细胞刺激因子（G-CSF） | 3~5μg/kg | IH | d0 至白细胞恢复 |

（顾宏涛　梁　蓉）

# 淋巴瘤/慢性淋巴细胞白血病相关化疗方案

| 方案 | 药物 | 剂量 | 用法 | 时间 |
|------|------|------|------|------|
| R – CHOP 21d 方案 | 利妥昔单抗 | $375mg/m^2$ | IV | d1 |
| | 环磷酰胺 | $750mg/m^2$ | IV | d1 |
| | 多柔比星 | $50mg/m^2$ | IV | d1 |
| | 长春新碱 | $1.4mg/m^2$（最大剂量 2mg） | IV | d1 |
| | 强的松 | 100mg/d | PO | d 1 ~ 5 |
| R – CHOP d 14 ~ 21后重复治疗 | 利妥昔单抗 | $375mg/m^2$ | IV | d1 |
| | 环磷酰胺 | $750mg/m^2$ | IV | d1 |
| | 多柔比星 | $50mg/m^2$ | IV | d1 |
| | 长春新碱 | $1.4mg/m^2$（最大剂量 2mg） | IV | d1 |
| | 强的松 | 100mg | PO | d 1 ~ 5 |
| R – EPOCH | 利妥昔单抗 | $375mg/m^2$ | IV | d1 |
| | 依托泊苷 | $50mg/m^2$ | IV | d 1 ~ 4 |
| | 环磷酰胺 | $750mg/m^2$ | IV | d5 |
| | 多柔比星 | $10mg/m^2$ | IV | d 1 ~ 4 |
| | 长春新碱 | $0.4mg/m^2$ | IV | d 1 ~ 4 |
| | 强的松 | $60mg/m^2$ | PO | d 1 ~ 5 |
| CHOP 21d 后重复治疗 | 环磷酰胺 | $750mg/m^2$ | IV | d1 |
| | 多柔比星 | $50mg/m^2$ | IV | d1 |
| | 长春新碱 | $1.4mg/m^2$（最大剂量 2mg） | IV | d1 |
| | 强的松 | 100mg | PO | d 1 ~ 5 |
| DHAP 方案 21 ~ 28d 后重复治疗 | 地塞米松 | 40mg/d | PO | d 1 ~ 4 |
| | 顺铂 | $100mg/m^2$ | IV | d1 |
| | 阿糖胞苷 | $2g/m^2$ | IV | d1 |
| ESHAP 方案 21d 后重复治疗 | 依托泊苷 | $60mg/m^2$ | IV | d 1 ~ 4 |
| | 甲基泼尼松龙 | $500mg/m^2$ | IV | d 1 ~ 4 |
| | 顺铂 | $25mg/m^2$ | IV | d 1 ~ 4 |
| | 阿糖胞苷 | $2g/m^2$ | IV | d5 |

续　表

| 方案 | 药物 | 剂量 | 用法 | 时间 |
|---|---|---|---|---|
| GDP 方案<br>21d 后重复治疗 | 吉西他滨<br>地塞米松<br>顺铂 | 1000mg/m²<br>40mg/d<br>75mg/m² | IV<br>PO<br>IV | d 1, 8<br>d 1~4<br>d1 |
| GemOx 方案 ±<br>利妥昔单抗<br>14~21d 后重复治疗 | 利妥昔单抗<br>吉西他滨<br>奥利沙泊 | 375mg/m²<br>1000mg/m²<br>100mg/m² | IV<br>IV<br>IV | d1<br>d2<br>d2 |
| ICE 方案<br>(如肿瘤为表达 CD20 的 B 细胞淋巴瘤,可联合利妥昔单抗)<br>21d 后重复治疗 | 异环磷酰胺<br><br>卡铂<br>依托泊苷<br>粒细胞集落刺激因子(G-CSF) | 1000mg/m²(美司钠解救)<br>200mg/m²<br>300mg/m²<br>5μg/kg | IV<br><br>IV<br>IV<br>IH | d 1,2<br><br>d 1,2<br>d 1~3<br>d 1~12 |
| MiniBEAM 方案<br>每 4 周重复治疗 | 卡莫司汀<br>依托泊苷<br>阿糖胞苷<br>马法兰 | 60mg/m²<br>75mg/m²<br>100mg/m²<br>30mg/m² | IV<br>IV<br>IV<br>IV | d1<br>d 2~5<br>d 2~5<br>d6 |
| MINE 方案 | 异环磷酰胺<br><br>米托蒽醌<br>依托泊苷 | 1330mg/m²(美司钠解救)<br>8mg/m²<br>65mg/m² | IV<br><br>IV<br>IV | d 1~3<br><br>d1<br>d 1~3 |
| CEPP 方案 | 环磷酰胺<br>依托泊苷<br>甲基卞肼<br>泼尼松 | 600mg/m²<br>70mg/m²<br>60mg/m²<br>60mg/m² | IV<br>IV<br>PO<br>PO | d 1,8<br>d 1~3<br>d 1~10<br>d 1~10 |
| EPOCH 方案<br>21d 后重复治疗 | 依托泊苷<br>强的松<br>长春新碱<br>多柔比星<br>环磷酰胺 | 50mg/m²<br>60mg/m²<br>0.4mg/m²<br>10mg/m²<br>750mg/m² | IV<br>PO<br>IV<br>IV<br>IV | d 1~4<br>d 1~5<br>d 1~4<br>d 1~4<br>d5 |

续　表

| 方案 | 药物 | 剂量 | 用法 | 时间 |
|---|---|---|---|---|
| COP(CVP)<br>21d 后重复治<br>疗 | 环磷酰胺 | 750mg/m² | IV | d1 |
| | 长春新碱 | 1.4mg/m² | IV | d1 |
| | 强的松 | 40mg/m² | PO | d 1 ~ 5 |
| SMILE 方案 | 甲氨蝶呤 | 2000mg/m² | IV | d1 |
| | 异环磷酰胺 | 1500mg/m² | IV | d 2 ~ 4 |
| | 依托泊苷 | 100mg/m² | IV | d 2 ~ 4 |
| | 地塞米松 | 40mg/d | IV | d 2 ~ 4 |
| | 左旋门冬酰胺酶 | 6000U/m² | IV | d 8,10<br>d 12,14<br>d 16,18,20 |
| 以左旋门冬<br>酰胺酶为基<br>础的方案 | 左旋门冬酰胺酶 | 6000U/m² | IV | d 1 ~ 7 |
| | 长春新碱 | 1.4mg/m² | IV | d1 |
| | 地塞米松 | 10mg/d | IV | d 1 ~ 7 |
| ABVD 方案 ±<br>利妥昔单抗<br>方案<br>每 28d 1 个疗<br>程 | 阿霉素 | 25mg/m² | IV | d1;d 15 |
| | 博来霉素 | 10mg/m² | IV | d1;d 15 |
| | 长春新碱 | 6mg/m² | IV | d1;d 15 |
| | 达卡巴嗪 | 375mg/m² | IV | d1;d 15 |
| | 利妥昔单抗 | 375mg/m² | IV | d1 |
| MOPP 方案 | 盐酸氮芥 | 6mg/m² | IV | d1,d8 |
| | 长春新碱 | 1.4mg/m² | IV | d1,d8 |
| | 甲基苄肼 | 100mg/m² | PO | d 1 ~ 14 |
| | 强的松 | 40mg/m², | PO | d 1 ~ 14 |
| MOPP/ ABV<br>方案<br>每 28d1 个周<br>期 | 盐酸氮芥 | 6mg/m² | IV | d1 |
| | 长春新碱 | 1.4mg/m² | IV | d1 |
| | 甲基苄肼 | 100mg/m² | PO | d 1 ~ 7 |
| | 强的松 | 40mg/m² | PO | d 1 ~ 14 |
| | 阿霉素 | 40mg/m² | IV | d8 |
| | 博来霉素 | 10mg/m² | IV | d8 |
| | 长春碱 | 6mg/m² | IV | d8 |

| 方案 | 药物 | 剂量 | 用法 | 时间 |
|---|---|---|---|---|
| Stanford V 方案<br>每 28d 一周期 | 多柔比星 | $25 mg/m^2$ | IV | d1,d 15 |
| | 长春碱 | $6 mg/m^2$ | IV | d1,d 15 |
| | 氮芥 | $6 mg/m^2$ | IV | d1 |
| | 长春新碱 | $1.4 mg/m^2$（最大剂量 2mg） | IV | d1,d8 |
| | 博来霉素 | $5 mg/m^2$ | IV | d1,d8 |
| | 强的松 | $40 mg/m^2$ | PO | d 1~28 |
| | 依托泊苷 | $60 mg/m^2$ | IV | d 15,16 |
| BEACOOP 方案和 BEACOOP 增强方案 *<br>每 21d 一周期，剂量增强方案需 G – CSF支持 | 博来霉素 | $10 mg/m^2$ | IV | d8 |
| | 依托泊苷 | $100(200*) mg/m^2$ | IV | d 1~3 |
| | 多柔比星 | $25(35*) mg/m^2$ | IV | d1 |
| | 环磷酰胺 | $650(1250*) mg/m^2$ | IV | d1 |
| | 长春新碱 | $1.4 mg/m^2$（最大剂量 2mg） | IV | d1 |
| | 丙卡巴肼（甲基苄肼） | $100 mg/m^2$ | PO | d 1~7 |
| | 强的松 | $40 mg/(m^2 \cdot d)$ | PO | d 1~14 |
| FC<br>每 28 天 1 个周期 | 氟达拉滨 | $25 mg/m^2$ | IV | d 1~3 |
| | 环磷酰胺 | $250 mg/m^2$ | IV | d 1~3 |
| FCR<br>每 28 天 1 个周期 | 氟达拉滨 | $25 mg/m^2$ | IV | d 1~3 |
| | 环磷酰胺 | $250 mg/m^2$ | IV | d 1~3 |
| | 利妥昔单抗 | $375 mg/m^2$ | IV | d0 |
| FR<br>每28d1 个疗程 | 氟达拉滨 | $25 mg/m^2$ | IV | d 1~3 |
| | 利妥昔单抗 | $375 mg/m^2$ | IV | d0 |
| 减低剂量的 FCR | 氟达拉滨 | $20 mg/m^2$ | IV | d 1~3(cycle1) |
| | 环磷酰胺 | $150 mg/m^2$ | IV | d 2~4(cycle 2~5) |
| | 利妥昔单抗 | $375 mg/m^2$ | IV | d 1~3(cycle1)<br>d 2~4(cycle 2~5)<br>d1(cycle1) |
| | | $500 mg/d$ | IV | d 1,14(cycle2~5)<br>后每 3 月 1 次 |

续　表

| 方案 | 药物 | 剂量 | 用法 | 时间 |
|------|------|------|------|------|
| HDMP±R<br>每28d1个疗程 | 甲泼尼龙<br>利妥昔单抗 | $1g/m^2$<br>$375mg/m^2$ | IV<br>IV | d1~5<br>d0 |
| Hyper - CVAD/<br>MTx - Ara - C ±<br>R<br>每21d为1个<br>疗程 | cycle1、3、5、7<br>环磷酰胺<br>美司钠<br><br><br>长春新碱<br>多柔比星<br>地塞米松<br>利妥昔单抗<br>Cycle2、4、6、8<br>甲氨蝶呤<br>亚叶酸钙解救<br><br><br>阿糖胞苷<br><br>利妥昔单抗 | <br>$300mg/m^2$,1/12h<br>$600mg/m^2$（环磷酰胺前1h,持续）<br><br>2mg<br>$50mg/m^2$<br>40mg<br>$375mg/m^2$<br><br>$1g/m^2$<br>监测 MTX 血药浓度,调整解救时间及浓度<br>$3g/m^2$,持续 2h,1 次/12h<br>$375mg/m^2$ | <br>IV<br>IV<br><br><br>IV<br>IV<br>PO<br><br><br>IV<br>IM<br><br><br>IV | <br>d1~3<br>d1~3<br><br><br>d4,11<br>d4<br>d1~4<br>d0<br><br>d0<br><br><br><br>d2<br><br>d0 |
| OFAR<br>每21d为1个<br>疗程 | 奥沙利铂<br>氟达拉滨<br>阿糖胞苷<br>利妥昔单抗 | $25mg/m^2$<br>$30mg/m^2$<br>$1g/m^2$<br>$375mg/m^2$ | IV<br>IV<br>IV<br>IV | d1~4<br>d2~3<br>d2~3<br>d0 |
| 苯丁酸氮芥±<br>泼尼松<br>每28d为1个<br>疗程 | 苯丁酸氮芥<br>泼尼松 | 0.4mg/kg<br>40mg/kg | PO<br>PO | d1~5<br>d1~5 |
| 单药苯丁酸氮芥<br>每14d为1个<br>疗程 | 苯丁酸氮芥 | 0.4mg/kg<br>每个疗程增加0.1mg/kg,直到缓解,最大剂量为 0.8mg/kg | PO | d1 |

（白庆咸　董宝侠　高广勋）

# 骨髓瘤相关化疗方案

| 方案 | 药物 | 剂量 | 用法 | 时间 |
|------|------|------|------|------|
| PD<br>每 4 周 1 周期 | 硼替佐米<br>地塞米松 | $1.3mg/m^2$<br>$40mg/d$ | IV<br>IV | d 1,8,15,22<br>d 1,8,15,22 |
| BTD<br>每 4 周 1 周期 | 硼替佐米<br>沙利度胺<br>地塞米松 | $1.3mg/m^2$<br>$100 \sim 200mg/d$<br>$40mg/d$ | IV<br>PO<br>PO | d 1,8,15,22<br>d 1 ~ 28<br>d 1,8,15,22 |
| BCD<br>每 4 周 1 周期 | 硼替佐米<br>环磷酰胺<br>地塞米松 | $1.3mg/m^2$<br>$300mg/m^2$<br>$40mg/d$ | IV<br>IV<br>PO | d 1,8,15,22<br>d 1,8,15,22<br>d 1,8,15,22 |
| TAD<br>每 4 周 1 周期 | 沙利度胺<br>阿霉素<br>地塞米松 | $100 \sim 200mg/d$<br>$9mg/m^2$<br><br>$40mg/d$ | PO<br>IV(或 > 6<br>小时)<br>PO | d 1 ~ 28<br>d 1 ~ 4d<br><br>d 1 ~ 4 |
| MPV<br>每 6 周 1 周期 | 马法兰<br>强的松<br>硼替佐米 | $9mg/m^2$<br>$60mg/m^2$<br>$1.3mg/m^2$ | PO<br>PO<br>IV | d 1 ~ 4<br>d 1 ~ 4<br>d 1,8,15,22 |
| MPT<br>每 6 周 1 周期 | 马法兰<br>强的松<br>沙利度胺 | $0.25mg/kg$<br>$2mg/kg$<br>$100 \sim 200mg/d$ | PO<br>PO<br>PO | d 1 ~ 4<br>d 1 ~ 4<br>d 1 – 28 |
| PAD<br>每 3 周 1 周期 | 硼替佐米<br>阿霉素<br>地塞米松 | $1.3mg/m^2$<br>$9mg/m^2$<br>$40mg/d$ | IV<br>IV<br>IV | d 1,4,8,11<br>d 1 ~ 4<br>d 1 ~ 4 或 d1,<br>2,4,5,8,9,<br>11,12 |
| MP<br>每 6 周 1 周期 | 马法兰<br>强的松 | $8 \sim 10mg/m^2$<br>$1mg/kg$ | PO<br>PO | d 1 ~ 7<br>d 1 ~ 7 |
| TD<br>每 4 周 1 周期 | 沙利度胺<br>地塞米松 | $200mg/d$<br>$40mg/d$ | PO<br>PO | d 1 ~ 28<br>d 1,8,15,22 |

续　表

| 方案 | 药物 | 剂量 | 用法 | 时间 |
|------|------|------|------|------|
| DVD<br>每4周1周期 | 脂质体阿霉素 | 40mg/m² | IV | d1 |
| | 长春新碱 | 0.4mg/d | IV（>6h） | d1~4 |
| | 地塞米松 | 40mg/d | PO | d1~4 |
| VAD<br>每4周1周期 | 长春新碱 | 0.4mg/d | IV（>6h） | d1~4 |
| | 阿霉素 | 9mg/m² | IV（>6h） | d1~4 |
| | 地塞米松 | 40mg/d | PO | d1~4,<br>d9~12,<br>d17~20 |
| DCEP<br>每4周1周期 | 地塞米松 | 40mg/d | PO | d1~4 |
| | 环磷酰胺 | 400mg/m² | VD | d1~4 |
| | 依托泊苷 | 40mg/m² | IV | d1~4 |
| | 顺铂 | 10mg/m² | IV | d1~4 |
| DT–PACE±B | 地塞米松 | 40mg/d | PO | d1~4 |
| | 沙利度胺 | 100~200mg/d | PO | 长期维持 |
| | 顺铂 | 10mg/m² | IV | d1~4 |
| | 阿霉素 | 10mg/m² | IV | d1~4 |
| 每4周1周期 | 环磷酰胺 | 400mg/m² | IV | d1~4 |
| | 依托泊苷 | 40mg/m² | IV | d1~4 |

（舒汨汨）

# 参考文献

1. O'Brien S，Berman E，Borghaei H，et al. NCCN clinical practice guidelines in oncology，2012

2. Kenneth Kaushansky，William Joseph Williams. Williams Hematology. 8th ed. McGraw – Hill Medical，2010

3. 张之南，沈悌. 血液病诊断及疗效标准. 3 版. 北京：科学出版社，2008

4. 中华医学会血液学分会. 成人急性髓系白血病（非急性早幼粒细胞白血病）中国诊疗指南. 中华血液学杂志，2011，32（11）：804 – 807

5. 中华医学会血液学分会. 急性早幼粒细胞白血病中国诊疗指南（2011 年版）. 中华血液学杂志，2011，32（12）：885 – 886

6. 中华医学会血液学分会. 中国慢性髓系白血病诊断与治疗指南. 中华血液学杂志，2011，32（6）：426 – 431

7. 中华医学会血液学分会. 中国多发性骨髓瘤诊治指南. 中华内科杂志，2011，50（10）：892 – 896

8. 中华医学会血液学分会. 中国慢性淋巴细胞白血病诊断与治疗专家共识. 中华血液学杂志，2010，31（2）：141 – 144

9. 中华医学会血液学分会红细胞疾病（贫血）学组. 再生障碍性贫血诊断治疗专家共识. 中华血液学杂志，2010，31（2）：141 – 144

10. 中华医学会血液学分会血栓与止血学组. 成人原发免疫性血小板减少症诊治的中国专家共识（修订版）. 中华血液学杂志，2011, 32（3）：314 – 316

11. 美国西雅图 Fred Hutchinson 癌症研究中心医学联合体. 造血干细胞移植标准实践手册. 俞立权，译. 北京：人民卫生出版社，2007